OS DOIS EVERESTES

JUAREZ GUSTAVO SOARES

OS DOIS EVERESTES

VIDA, MORTE E O QUE REALMENTE IMPORTA

Labrador

Coordenação editorial Pamela J. Oliveira
Assistência editorial Leticia Oliveira, Vanessa Nagayoshi
Direção de arte e capa Amanda Chagas
Projeto gráfico Vinicius Torquato
Diagramação Emily Macedo Santos
Preparação de texto Lívia Lisbôa
Revisão Ana Clara Werneck

Dados Internacionais de Catalogação na Publicação (CIP)
Jéssica de Oliveira Molinari - CRB-8/9852

Soares, Juarez Gustavo
Os dois Everestes : vida, morte e o que realmente importa / Juarez Gustavo Soares.
São Paulo : Labrador, 2025.
256 p.

ISBN 978-65-5625-891-1

1. Desenvolvimento pessoal 2. Soares, Juarez Gustavo – Autobiografia 3. Luto 4. Alpinismo I. Título

25-1945 CDD 158.1

Índice para catálogo sistemático:
1. Desenvolvimento pessoal

Labrador
Diretor-geral Daniel Pinsky
Rua Dr. José Elias, 520, sala 1
Alto da Lapa | 05083-030 | São Paulo | SP
editoralabrador.com.br | (11) 3641-7446
contato@editoralabrador.com.br

A Deus, por permitir;
a meu pai e minha mãe, por me ensinarem;
a minha doce Juliana, por caminhar comigo.

Foi-lhe ofertada a música invisível
que é um dom do tempo e que no tempo cessa;
foi-lhe ofertada a trágica beleza,
foi-lhe ofertado o amor, coisa terrível.

Foi-lhe ofertada a infâmia. Docilmente
ele estudou as infrações da espada,
a ruína de Cartago, a apertada
batalha do Oriente com o Poente.

Foi-lhe ofertada a língua, essa mentira,
foi-lhe ofertada a carne, que é argila,
foi-lhe ofertado o obsceno pesadelo
e na vidraça o outro, o que nos mira.
[...]
Mais coisas lhe ofertaram, com seus nomes:
o cubo, a pirâmide e a esfera,
a inumerável areia, e a madeira
e um corpo para andar em meio aos homens.

Foi digno do sabor de cada dia;
eis tua história, que é também a minha.
J. L. Borges ("Os dons")

SUMÁRIO

FELIZ ANIVERSÁRIO

Família reunida, pizza, bolo e muita conversa: tudo corria como sempre naquele 11 de janeiro, quando eu completava 48 anos. Aproveitei a presença de todos lá em casa — meus pais, minhas três irmãs, cunhados e sobrinhos; além da Juliana, minha esposa, e Davi e João, meus filhos — para informá-los da minha decisão de participar de uma expedição ao Everest, no final de março daquele ano. Meu anúncio foi espontâneo, falei com entusiasmo, decidido, peito estufado, cheio de certezas e esperando os aplausos ou as reações de sempre, quando compartilhava meus planos de escalar alguma montanha. Minha mãe demonstraria preocupação e faria intermináveis recomendações; meu pai me pediria para ter cuidado; minhas irmãs expressariam curiosidade e pronto: protocolo cumprido.

Nada disso aconteceu. As reações não poderiam ter contrariado mais as minhas expectativas. Primeiro fez-se um silêncio desconfortável, que pareceu não ter fim. Perplexo, busquei abrigo no olhar de Juliana, mas ela levantou-se, como se precisasse buscar algo na cozinha ou realizar alguma outra tarefa urgentíssima de anfitriã. Mesmo sem compreender ou querer acreditar, eu percebi: algo deu errado.

Séria, minha mãe dirigiu-se a mim dizendo não ver graça nenhuma naquilo, que eu havia prometido a ela nunca subir o Everest e que aquilo não estava certo. Por conta das minhas escaladas, minha mãe assistia a todos os programas de montanhismo que passavam nos canais de aventuras, tipo Discovery. Realmente me lembro de ela comentar comigo, perguntar se era mesmo daquele jeito, questionar o porquê de as pessoas se submeterem a tantos riscos e, por fim, fazer prometer-lhe que subir o Everest estava fora dos meus planos. E é bem provável que eu tenha prometido mesmo. Sabe, daquele jeito: "Claro, mãe, pode deixar". Assim como, às vezes, concordamos com uma criança, ou lhe prometemos algo, para encerrar o assunto. Pois bem, se as crianças nunca esquecem uma promessa feita, o mesmo se pode dizer de uma mãe; aprendi naquele momento. Ela sentiu-se traída. Mas, em minha defesa, era uma promessa inocente, pois naquelas ocasiões eu realmente não tinha planos — ao menos assumidos — de ir ao Everest um dia.

Minha mãe não foi a única. Renata, minha irmã mais nova, emotiva como as caçulas costumam ser, encheu os olhos d'água e embargou a voz; Karine e Danielle, minhas irmãs mais velhas, ficaram com o olhar perdido, visivelmente incomodadas. Tentei explicar-lhes sobre como uma expedição se desenvolve, os cuidados com a segurança, enfim, aqueles argumentos sinceros, mas que, àquela altura, não surtiam nenhum efeito. Meu pai, vendo o caldo entornar, ainda tentou contemporizar (o que é típico dele), dizendo para minha mãe:

— Leila, calma, o Gustavo é responsável, já esteve em outras montanhas e não vai fazer nenhuma loucura lá.

Apenas o João, o Davi e os primos, que tinham entre treze e vinte anos e que escutavam a conversa um pouco mais afastados, mostraram aquele tipo de entusiasmo inconsequente:

— Uau, meu pai vai para o Everest, que máximo!

A noite, porém, já estava perdida. Com aquele anticlímax, um a um, todos se levantaram e foram embora. Sinceramente, não me recordo se cantamos parabéns naquele dia. Não somos uma família melodramática, daí a minha perplexidade.

Arrumando a casa, conversei com Juliana, para tentar entender toda aquela reação.

— Já não subi tantas outras montanhas, em lugares tão remotos, tão difíceis? Por que bateu tão mal a notícia do Everest?

Eu me assustei. Precisava que ela me dissesse que estava tudo bem. Ela, contudo, também não conseguiu conversar sobre o assunto naquele momento, e nem conseguiria por várias semanas. Dei-me conta, então, de que existe um Everest que demanda conhecimento, técnica, preparação e planejamento, e existe aquele outro, místico, um monstro que habita a cabeça das pessoas e que se manifesta, impiedoso e cruel, independentemente das vontades humanas. Ah, e que mata pessoas! Ambos são reais. Naquele dia, a ficha caiu para todos nós — meus pais e irmãs, Juliana e eu: o Everest não é uma montanha qualquer.

Todas as vezes em que eu tocava no assunto Everest com Juliana, ela se esquivava, inventava algo para fazer, mudava o tema da conversa, nunca me olhava nos olhos. Mesmo nas questões práticas, coisas que ela gostava de me ajudar, como preparar meu "kit farmacinha", ela não tomava iniciativa. Bem, então eu seguia com os preparativos. Afinal, o tempo passava e havia muita coisa a ser feita. Entretanto, pensava: *Puxa, eu até compreendo a reação dos meus pais e irmãs, talvez tenha faltado tato ou eu os tenha pegado de surpresa, mas e quanto a Juliana?*

Juliana já vinha observando toda a movimentação, trocávamos ideia sobre vários assuntos e ela já sabia que eu mirava a expedição na próxima temporada. Vinha acompanhando os treinos, a contratação do guia — enfim, não havia surpresa para ela. Parece que, ao comunicar oficialmente o projeto no dia do meu aniversário, as palavras tomaram vida — e o que era apenas um plano tornou-se real. Eu não enxerguei que, para ela, aquela era uma questão difícil de lidar e que talvez ela não soubesse o porquê de estar sentindo o que sentia.

"Os indivíduos que regularmente se arriscam nas montanhas devem ser considerados profundamente egoístas, ou incapazes de compreender a situação daqueles que os amam", escreveu Robert Macfarlane em *Montanhas da Mente*. Eu simplesmente dei por certo que ela estava na mesma página que eu. Não estava, porém. Havia algo inédito naquela preparação para o Everest que não sentira em outras expedições.

Tudo é superlativo, e não me refiro apenas à altitude, mas à quantidade de coisas a serem preparadas: tanto as que vão, mas especialmente as que ficam — afinal, são sessenta dias de expedição. É longa. São muitas variáveis envolvidas, e eu não estava dando conta de cuidar de tudo aquilo sozinho. Não conseguia abraçar a montanha por completo. Estava faltando uma coisa, que havia em abundância nas outras expedições que eu fizera: a presença da Juliana. Se não for um projeto da família, não dá certo.

Em meados de fevereiro, eu a chamei para conversar e disse:

— Ju, hoje eu compreendo que estávamos em momentos diferentes e te peço desculpas. Também compreendo o quão difícil isso tem sido para você. Mas eu preciso te dizer que eu não consigo ir sozinho. Se você não estiver pronta para vir comigo em mente e espírito, não tem problema. Cancelo tudo e, adiante, remarcamos. Mas eu não posso ir sem você.

Era um pedido de socorro. Por mais difícil que fosse para mim dizer aquilo, eu não poderia encarar o Everest como um destino inevitável, como algo que eu fosse incapaz de evitar. Seria melhor acabar com tudo naquele momento. Eu estava preparado para dizer o que disse e para ouvir qualquer que fosse sua resposta.

Ela olhou para baixo, depois me encarou suavemente por alguns segundos, forçando um sorriso, e disse em voz baixa:

— Está bem, eu vou com você.

Eu conheço Juliana suficientemente bem para saber que ela jamais falaria aquilo apenas para "melhorar o clima" entre nós, mas sabia que ela estava buscando uma força que ainda não possuía naquele momento. Ela precisaria buscar fundos para cobrir aquele cheque que estava assinando. Justamente por saber o quão difícil aquilo estava sendo para ela, eu não falei mais nada, apenas a abracei. Eu faria de tudo para ajudá-la a me ajudar. E esse não foi o único fato desconfortável daquela noite fatídica. Houve outro. Mas, então, eu fui a vítima. (Ou naquele momento, pelo menos, foi assim que eu me senti.)

Eis que meu pai e minha mãe me dão, de presente de aniversário, uma caixa grande, bonita, amarrada com um laço. Dentro dela, todos os recortes de jornal — matérias, reportagens, entrevistas — que faziam referência a mim, fosse nos assuntos profissionais ou de montanha, visto que sempre geravam alguma repercussão na mídia. Ali estava a recordação de uma boa parte da minha história, em um trabalho mais primoroso do que se eu tivesse contratado a melhor assessoria de imprensa que existisse.

Acontece que receber aquilo dos meus pais foi como se eles estivessem me dizendo: *Toma, Gustavo, cumprimos a nossa parte, agora é com você!*

Mas eu não estava pronto e não gostaria de estar nunca. Eu queria ter o cuidado dos meus pais comigo para sempre. Recebi o presente, mas não os liberei da missão. No fundo, porém, eu sabia que estava feito. Sabia que era o fim de um ciclo. Aquilo representava uma passagem do tempo; era a velhice dos meus pais chegando e eles dando um *check* em suas pendências.

Aquilo representava a passagem do tempo para mim também: em algum momento eu não os teria por perto e precisaria caminhar pelas minhas próprias pernas.

Com o peito apertado, manuseei o conteúdo da caixa, rapidamente, guardei tudo e a coloquei no fundo do meu armário, onde está até hoje. Nunca tive coragem de abri-la e não sei *se* ou *quando* terei. Talvez enquanto escrevo este livro.

Afinal, o que há de tão especial em uma expedição ao Everest, se comparada a outras montanhas, que tenha abalado tanto a mim, a Juliana, aos meus pais e às minhas irmãs? E qual a relação que isso tinha com o presente que eu recebi dos meus pais, bem como com outros eventos que eu viveria em um futuro próximo? Embora a frase não tenha sido dita à época, ela era transparente como cristal: *a morte onipresente*.

Sim, este é um livro sobre a morte, ou talvez sobre aprender a morrer. Logo, é também um livro sobre a vida, sobre a busca pela vida que vale a pena ser vivida. Sobre as suas fases e a passagem do tempo. As escolhas que fazemos e suas múltiplas consequências; as perdas e as vitórias; as dores, os medos, os sofrimentos e, claro, as alegrias e os aprendizados. Este é um livro sobre pais, filhos, perdão, trabalho e transição profissional, nossa relação com Deus, as coisas que compreendemos e as que devemos apenas aceitar. Ah, claro, este também é um livro sobre montanhas! Seus caminhos e seus cumes! Aquelas que desejamos ardentemente escalar, mas também aquelas que nos são impostas pela vida. Este é um livro sobre a busca por significado e o necessário momento de desescalar tais montanhas.

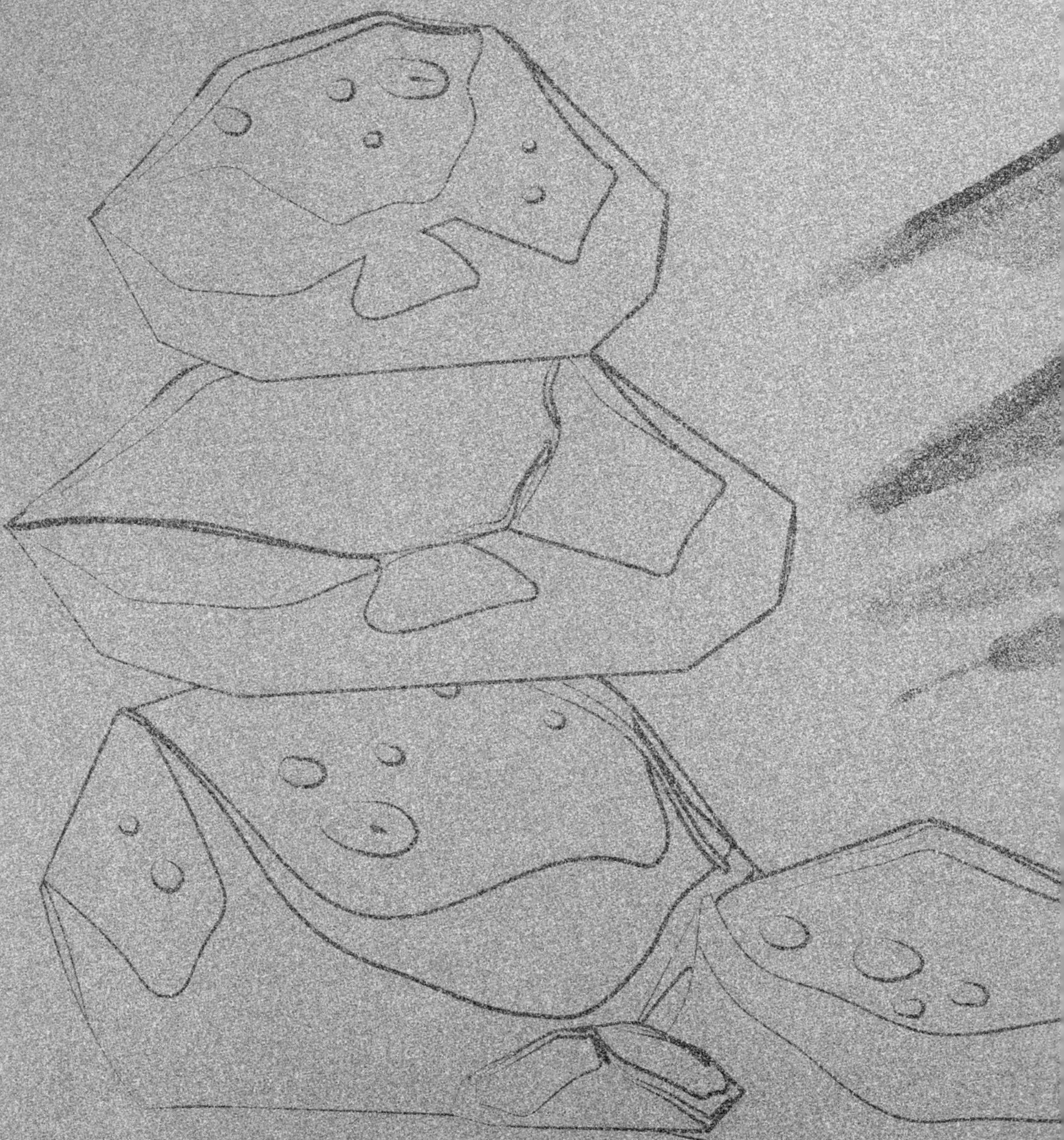

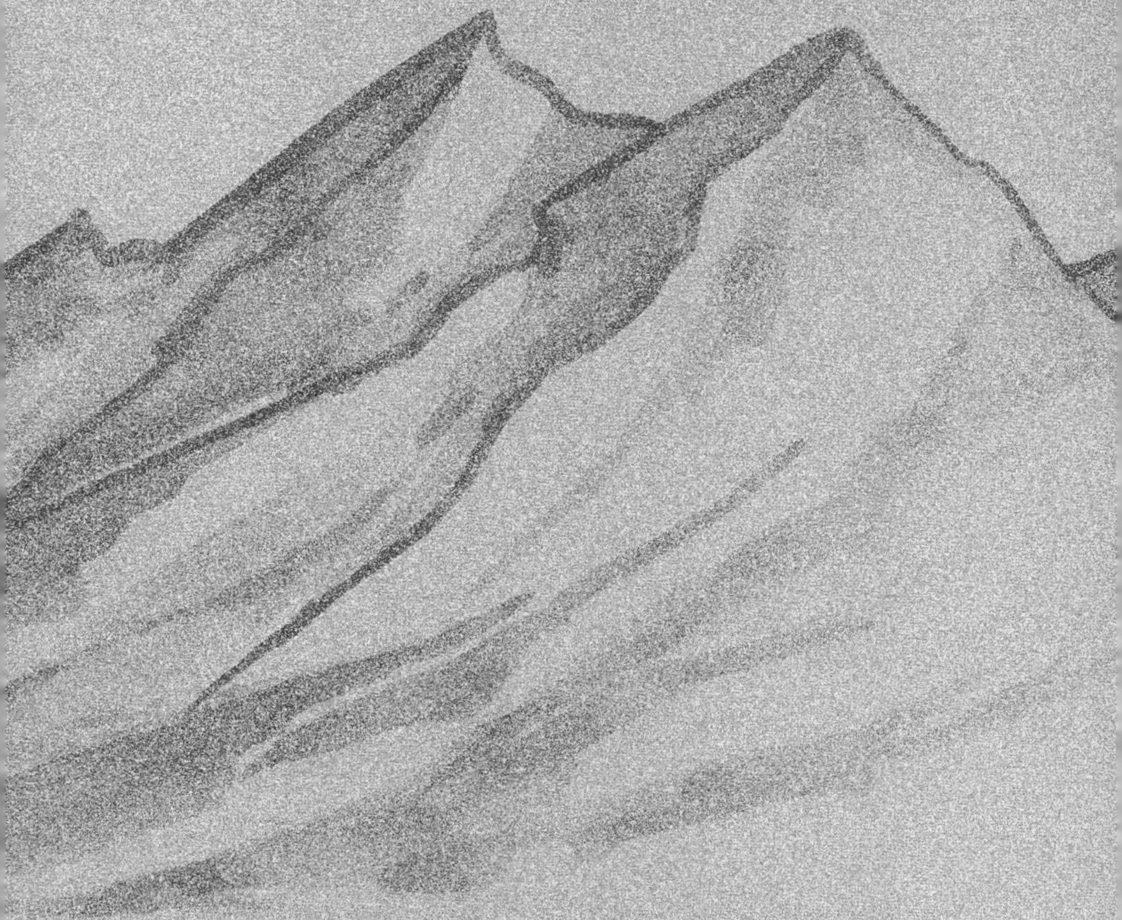

O PRIMEIRO EVEREST

SOANDO O ALARME: "COMO VOCÊ QUER VIVER A SEGUNDA METADE DA SUA VIDA?"

Kangerlussuaq, Groenlândia, 28 de novembro de 2015. São 7 horas da manhã e é dada a largada para a Polar Circle Marathon. Serão 42 quilômetros entre geleiras e estradas nevadas até Kangerlussuaq. O termômetro marca -27 °C e o vento é cortante. A prova começa em uma ladeira que nos leva, alguns metros adiante, a um glaciar. Não havia corrido 100 metros e senti uma fisgada na minha panturrilha esquerda. *Não pode ser*, pensei eu, *não tinha que ser assim, nada disso precisava estar acontecendo, não foi isso o que combinei com Deus.*

Kangerlussuaq é uma pequena vila situada a oeste da Groenlândia, um pouco acima do Círculo Polar Ártico, e cenário dessa fantástica aventura. Rodeada por colinas suaves e recortada por uma baía que a liga ao Oceano Atlântico, Kangerlussuaq possui o único aeroporto que recebe voos comerciais do continente em toda a Groenlândia, funcionando, também, como um pequeno *hub* de conexões para outras cidades dessa ilha gigante e gelada. A única companhia aérea que voa para lá é a Air Greenland, saindo de Copenhague, na Dinamarca.

Minha decisão por participar dessa prova tinha acontecido no início daquele ano, em fevereiro. Estava com alguns amigos que me convidaram para correr a Maratona de Berlim. Pareceu-me uma ótima ideia, mas, quando fui fazer minha inscrição, não havia mais vagas. Havia feito até então apenas uma maratona, a do Rio de Janeiro, e fiquei com vontade de tentar uma segunda.

Decepcionado por não conseguir me inscrever para Berlim, comecei a pesquisar outras opções de maratonas pela internet, quando me deparei com a Polar Circle Marathon. Meus olhos brilharam, deu-me aquele frio no estômago, típico de quando me deparo com algo que quero muito fazer e, então, devorei as informações todas.

Na mesma hora fiz minha inscrição. Pronto: agora é treinar e esperar o mês de novembro chegar. Algumas semanas depois, outro amigo me convidou para participar de uma travessia aquática de 5 quilômetros em Fernando de Noronha, que ocorreria dias antes da prova na Groenlândia. De repente minhas férias ficaram muito interessantes.

Voaria para Noronha na sexta, a prova seria no sábado, retornaria para Vitória no domingo e, na terça, embarcaria para Copenhague. Passaria dois dias por lá e, na quinta, pegaria o avião para a Groenlândia, com os demais participantes da prova. A maratona seria no sábado — ou seja, em uma semana sairia do calor do Nordeste brasileiro para o frio glacial da Groenlândia.

Adoro estabelecer esses objetivos de médio e longo prazos. Passo semanas, meses e anos pensando, preparando-me, lendo tudo a respeito sobre o assunto e contando os dias. Seja uma prova de corrida, de natação ou uma expedição para a montanha, ao estabelecer um objetivo ele fica lá, ocupando um espaço na minha mente e no meu coração. Os treinos, os sacrifícios, e mesmo os problemas do cotidiano, quaisquer que sejam, tornam-se suportáveis, quando não divertidos.

Ocorre que o treino para maratona é especialmente árduo para mim. Na planilha tradicional para provas longas, as distâncias e a duração dos treinos vão crescendo, semana após semana, sempre com um dia dedicado a uma distância maior, o chamado *longão*.

Na semana de treino de maior distância, prevista para ocorrer 21 dias antes da prova, o longão seria de 34 quilômetros. A partir desse ponto começariam a diminuir as distâncias, entrando na fase de polimento, de recomposição, protegendo o corpo, evitando lesões e descansando, para que no dia da prova eu estivesse pronto para a melhor performance possível (o que, no meu caso, resumia-se a completar a prova bem e quem sabe aproveitá-la, sem nenhuma preocupação com colocação). É claro que eu buscava um tempo adequado, mas isso comparando comigo mesmo, não com os outros.

Toda a minha preparação ocorreu sem sobressaltos. Vinha sentindo-me bem e evoluindo, como esperado, até justamente o dia desse último longão de 34 quilômetros. Saí de casa por volta de 18h, corri os primeiros 20 quilômetros, quando me hidratei com uma água de coco, mas quatro quilômetros depois senti um estiramento na panturrilha direita. Parei imediatamente. Não sei por que resolvi fazer esse treino à noite, visto que eu treino habitualmente pela manhã, quando tenho um melhor rendimento. Como era sexta-feira e eu me sentia bem, quis liquidar logo a "obrigação" do fim de semana.

Os dias que se seguiram não trouxeram boas notícias. Mesmo com cuidados específicos e acompanhamento médico e fisioterapêutico, não senti melhora expressiva. A dor passou, mas, nas duas ou três vezes em que ensaiei correr, ela voltou logo no início, de modo que parava imediatamente.

A lesão comprometeu também os treinos que vinha fazendo para a travessia de natação em Noronha, mas estava seguro de que conseguiria completá-la. A semana chegou e eu estava decidido a ir para Fernando de Noronha, mas não sabia se iria ou não para a Groenlândia. Aliás, naquelas condições, eu não iria. Foi quando tracei um plano simples: viajaria para Noronha, nadaria os 5 quilômetros no sábado e, no dia seguinte, sairia para correr 15 quilômetros. Se eu completasse a distância sem sentir dor, embarcaria para a Dinamarca na terça. Se não, cancelaria a viagem. Simples assim. Seria uma pena, mas parecia ser o certo a ser feito.

Foi a única vez em que estive em Noronha e fiquei completamente apaixonado pela beleza natural, as praias de areia branca e água azul transparente, o relevo com picos e formações rochosas debruçados sobre o mar, o calor suavizado pela brisa constante, a gentileza das pessoas e o entusiasmo dos participantes da prova. A travessia consistia em um trecho de 5 quilômetros, saindo da Praia da Conceição. Logo após a largada, recebemos um cartão de visitas emocionante: um grupo de golfinhos passou por baixo de nós. Assustei-me, mas, segundos depois, um sorriso de incredulidade formou--se nos meus lábios e eu pensei: *Meu Deus, obrigado por este presente, pela natureza e por estar aqui e agora vivendo este momento.* Completei a prova, diverti-me com meus amigos e fui dormir, cheio de felicidade. A corrida do dia seguinte, contudo, dormiu comigo...

Não estava tenso, não encarava o momento como um *tudo ou nada*. Eu realmente estava preparado para não viajar caso não conseguisse completar os 15 quilômetros. Os anos de montanhismo têm me ensinado a lidar com situações desse tipo com certa serenidade. Felizmente, porém, não foi o que aconteceu. Acordei cedo, tomei o café da manhã e saí para correr. Seria praticamente seguir e retornar pela única estrada asfaltada de Noronha, a rodovia BR-363, a menor do Brasil, com apenas 7 quilômetros de extensão. Estava leve e feliz. Saí devagar, mantive um ritmo cadenciado e apenas corri, passo a passo, quilômetro a quilômetro, até completar a distância proposta, os 15 quilômetros. Que fim de semana sensacional!

Retornei a Vitória e, sem mais pensar, embarquei para a Dinamarca na terça-feira; afinal, esse foi o plano a que me propusera. E mais: foi a combinação que eu fizera com Deus. Nas minhas conversas com Ele, ainda um pouco infantilizadas, eu dizia: *Pai, não sei o que fazer. Vamos combinar desta forma: se for para eu ir, que eu consiga correr os 15 quilômetros em Noronha; se não, que eu não consiga. Estou preparado para o que acontecer. Combinado?*

Por isso senti-me perplexo quando, na Groenlândia, mal iniciada a prova, senti minha panturrilha doer. *Como assim, meu Deus? Não foi o que combinamos. Era só eu não ter conseguido correr em Noronha e, então, eu não precisaria vir para cá. Não foi essa nossa combinação? O que eu não entendi? Onde eu errei?*

Não desafiava Deus, claro, mas buscava uma resposta. Diminuí o ritmo, concentrei-me no movimento e continuei correndo. Ventava muito, e o frio ficou quase insuportável. A bandana que eu usava para proteger o rosto congelou em minutos. Às vezes, a melhor maneira de deixar de se preocupar com um problema é quando surge outro, mais urgente. Suportar o frio, naquele momento, era um problema prioritário e eu precisava completar aquele trecho da geleira, de toda forma. Ainda assim, minha perplexidade permanecia. Não sabia o que aconteceria.

Foi quando veio à minha mente a oração que faço quando estou na montanha, o Salmo 121, que começa assim: "Elevo meus olhos para os montes, de onde me virá o socorro? O meu socorro vem do Senhor que fez os céus e a terra. Ele não permitirá que os teus pés vacilem...".

Ele não permitirá que os teus pés vacilem: sem perceber, me vi repetindo este trecho, como um mantra, pelos 42 quilômetros da prova. *Ele não permitirá que os teus pés vacilem*: passou o primeiro quilômetro. Vieram o segundo, o terceiro, o décimo e, quando me dei conta, lá estava eu, na metade da prova, correndo devagar, mas com constância. *Ele não permitirá que os teus pés vacilem*: pequenas fisgadas na panturrilha não me deixavam esquecer que a qualquer momento o estiramento poderia voltar. *Ele não permitirá que os teus pés vacilem*: por volta do km 30, já conseguindo aproveitar a corrida, mas pensando no que estava vivendo e tentando entender o sentido daquilo tudo, se havia algo que Deus gostaria de me dizer, veio-me um pensamento que fez congelar todos os meus ossos (e não foi de frio): *Vem chumbo grosso na sua vida,*

Gustavo, disse para mim mesmo. *Prepare-se, porque será longo, difícil e doloroso, assim como esta maratona.*

No término da prova, eu sentia uma felicidade enorme. Cheguei bem, fui lento, mas não andei em nenhum instante. Recebi minha medalha de participação com um sorriso que não cabia no rosto. E, fechando aquela semana maravilhosa, fomos presenteados com a aurora boreal; suas luzes esverdeadas dançando no céu negro.

Voltei para casa. Uma semana depois, meu sócio me convidou para almoçar e propôs que encerrássemos nossa sociedade de 23 anos. *Vem chumbo grosso na sua vida. E será longo, difícil e doloroso.* No olho do furacão que se seguiu, despencando do abismo, a única pergunta que explodia em minha mente era: *Como você quer viver a segunda metade da sua vida, Gustavo?*

SENDO DEVORADO PELO LEÃO

Eu trabalho no mercado imobiliário. Minha empresa, a Summit Consulting, atua em planejamento, desenvolvimento e estruturação de negócios imobiliários. Basicamente, meu trabalho consiste em, após fazer os estudos urbanísticos, de vocação e de viabilidade econômica de determinada área, trazer as soluções para seus proprietários.

"Pensar as cidades" é um trabalho pelo qual sou apaixonado, mas até gostar do que faço, porém, foi um longo e árduo caminho. Isso porque minha entrada no mercado imobiliário se deu muito mais por uma série de acasos do que por uma escolha. Em dezembro de 1990, terminando meu primeiro ano do curso de ciências econômicas na Universidade Federal do Espírito Santo (Ufes), e prestes a completar vinte anos, fui informado sobre um evento que ocorreria em uma imobiliária de destaque à época.

O objetivo do encontro era apresentar um empreendimento em Guarapari, cidade balneário a 50 quilômetros de Vitória, que teria seu lançamento em janeiro, em plena temporada de verão. Na ocasião, eles também abririam uma seleção para algumas vagas de corretores que desejassem trabalhar nos plantões de vendas.

Nossa família tinha um pequeno apartamento em Guarapari, onde costumávamos passar as férias. Pensei: *Já que estarei por lá, por que não? Quem sabe ainda não descolo uma grana?*

Apresentei-me e fui selecionado para o trabalho, para o qual, como seria comprovado adiante, não havia lá tantos interessados. Após duas semanas de treinamento, iniciei os plantões. O lançamento foi um tremendo fracasso: nenhuma unidade foi vendida. Terminado meu compromisso, já no final de fevereiro, o gerente me convidou para trabalhar como corretor na matriz da imobiliária, em Vitória.

Aquele, definitivamente, não era um plano. Agradeci o convite, mas falei que, como eu estudava pela manhã, não poderia me dedicar integralmente. Ele, porém, contemporizou essas limitações e disse que eu poderia encaixar meus plantões de acordo com minha disponibilidade. A imobiliária se encontrava a apenas um quarteirão da minha casa e, aparentemente, conseguiria conciliar o trabalho com os estudos. Além disso, se eu não gostasse do trabalho, ou se me atrapalhasse, era só sair. Acho que também me incomodava um pouco o fato de eu ter me dedicado por dois meses a um trabalho e não ter conseguido resultado algum. Se eu fizesse talvez uma ou duas vendas, eu daria o jogo por encerrado.

Sem ter nada a perder, aceitei. Logo no primeiro mês, consegui vender um apartamento de quatro quartos, e a comissão que recebi correspondia a quase um ano da remuneração de um estágio (para um menino de vinte anos, ficou difícil as duas coisas competirem).

Assim como aconteceu comigo, garoto novo, universitário, boa formação, ingressando no mercado imobiliário, aquele movimento atingiu vários jovens. Eram estudantes de campos diversos: direito, administração, engenharia, economia, comunicação e outros. Toda uma geração de futuros empresários que despontaria no mercado imobiliário do Espírito Santo nos anos seguintes iniciou sua caminhada nas bancadas de corretores da Fênix Imóveis.

Por que essa turma nova de universitários optou por trabalhar no mercado imobiliário? O contexto histórico explica: fim do governo Sarney e início do governo Collor, hiperinflação, confisco da poupança e uma crise de empregos sem precedente. Simplesmente não havia perspectivas promissoras de carreira, e a ideia de empreendedorismo como algo planejado era ainda incipiente.

Então fui levando. Conseguia manter os estudos em dia e, mesmo sem me considerar um vendedor nato, fazia uma ou duas vendas todos os meses. Naquela época, dois colegas me convidaram para abrir uma imobiliária em um local nobre de Vitória. Não era algo que eu vislumbrasse para o meu futuro, mas por que não? Decidi aceitar. Nascia a Actual Imóveis.

Meus sócios já se conheciam desde a infância. Aliás, essa era uma impressão que eu tinha desde que me mudara para Vitória: que todos aqui se conheciam e já tinham uma história antecedente. Isso fazia com que eu me sentisse como um peixe fora d'água, visto que minha história era bem diferente; talvez pelo fato das inúmeras mudanças de cidade que fizemos ao longo da vida.

Nasci em Governador Valadares, Minas Gerais, onde as famílias dos meus pais moravam. Meu pai era gerente de banco, em uma época em que os gerentes mudavam constantemente de cidade. Aos dois anos de idade, mudamos para Brasília; aos cinco, para Goiânia; e, aos onze, em 1982, para Vitória — agora, já dentro de um planejamento do meu pai, onde ele desejava se estabelecer, de fato.

Essa sensação de não pertencimento sempre me acompanhou. Quando adolescente, isso me incomodou um pouco, pois, junto com a minha timidez, tornava o fato de me aproximar das meninas um sofrimento. Acho que, no fundo, eu sempre gostei de ver as coisas e as pessoas com certo distanciamento. Permitia-me vê-las por uma lente diferente. Esse afastamento gerava naturalmente uma falta de intimidade, mas nunca achei isso ruim. Eu nunca fui uma pessoa de turma grande, de galera. Sempre fui mais sossegado.

Ao longo do tempo, pude perceber que aquele sentimento de não pertencimento tinha afetado minha relação não apenas com as pessoas, mas também com as coisas, e até com a cidade onde eu vivo. Sempre olhei para Vitória e me relacionei com ela através de um "olhar estrangeiro", e isso alimenta meu encantamento por esta cidade com o frescor do primeiro olhar. É semelhante a quando viajamos e nos deparamos com uma paisagem pela primeira vez. Parece que os sentidos se aguçam: os olhos enxergam detalhes, sons a que não estamos habituados nos deixam alerta e até mesmo o cheiro desperta sensações. Olhamos as pessoas ao redor, gente comum, imaginamos suas realidades e pensamos como seria viver uma vida diferente. Ainda hoje tento manter acesa a fagulha da curiosidade e o olhar com o necessário distanciamento para enxergar as pequenas belezas do cotidiano, nas coisas e nas pessoas. Acho isso um privilégio.

Quando a Actual nasceu eu tinha 21 anos. Os compromissos e as responsabilidades com a nova empresa fizeram com que eu praticamente abandonasse as aulas de economia, já na segunda metade do curso.

Tomado pelas obrigações desde muito novo, acabei fechando as portas para outras possibilidades e, embora não sentisse que ali fosse o meu lugar, foi ficando cada vez mais difícil fazer algum movimento de mudança. Era um combinado de acomodação, falta de coragem e imaturidade. Mas não era apenas isso. Em 1995, aos 24 anos, eu e Juliana nos casamos e eu a trouxe de Belo Horizonte para Vitória. Havia agora um senso de responsabilidade extra. Eu tinha obrigações mais importantes, não dava para ser inconsequente.

A empresa foi progredindo, crescendo, de acordo com as possibilidades de crescimento de uma cidade do tamanho de Vitória. Na sociedade, nós ocupávamos funções complementares e, apesar das diferenças de estilo e de visão de mundo, sempre nos respeitamos. Porém, eu continuava com a alma inquieta, com a sensação de estar vivendo uma vida que não era a que eu havia escolhido.

Já no final dos anos 1990, por um feliz conluio de minha mãe com Juliana, retomei os estudos, ao menos o suficiente para concluir o curso. "Toma, mãe, dedico a você este diploma! Sei o quanto isso é importante para você e para mim também. Obrigado por não me deixar esquecer disso e por semear em mim o gosto pelos estudos, pela leitura, por aprender!"

Aquela reaproximação com o mundo acadêmico me colocou em contato com alguns cursos de pós-graduação no exterior, os MBAs. De repente, vi-me com o material de escolas dos Estados Unidos e da Europa. Aquela, sim, parecia uma vida que eu queria viver! Senti como se um leão feroz tivesse despertado dentro de mim. Dentre as várias escolas, uma me conquistou de fato: o Insead, na França. Li e reli o material umas tantas vezes e cheguei a iniciar os procedimentos de ingresso.

A realidade, porém, se impôs: *Como vou pagar por esse curso? Como vou viver mais de um ano no exterior com a Juliana? Com que recursos?* Talvez, se eu tivesse ido realmente a fundo, teria buscado meios ou assumido os riscos. Ocorre que aquele era o meu sonho, mas não era o sonho de Juliana. Seria justo arrastá-la comigo? Por um bom tempo achei que teria me faltado coragem, mais uma vez. Hoje, porém, olho com um pouco mais de compaixão para aquele jovem adulto. Não faltou coragem; apenas, sendo quem eu era à época, não estava pronto. Simples assim. Estaria algum dia? Não saberia dizer; mas a vida generosamente me daria uma nova e improvável oportunidade adiante e o Insead, mais uma vez, cruzaria meu caminho. Então eu estaria pronto e agarraria a chance com todas as minhas forças.

Se o sonho de fazer um MBA fora do Brasil não prosperou, outro cumpriu bem o papel: iniciei uma pós-graduação em gestão de empresas em Vitória. Acabei descobrindo que algumas soluções paliativas — ou melhor, soluções possíveis — eram capazes de acalmar a alma. O leão continuava lá dentro, mas agora estava mais calmo, ao menos por enquanto...

Outro projeto também aconteceu naquele período: o Davi! No início de 1999, Juliana e eu decidimos que queríamos ter um filho e, em dezembro daquele ano, o Davi nasceu. Menino lindo, claro, como a mãe, cabelos dourados e olhos vivos. Ano 1999, modelo 2000!

Com a chegada do Davi, o leão acordou, faminto e feroz. Engraçado como os sentimentos podem ser tão contraditórios. Eu deveria estar vibrando e vivendo cada dia com meu filho. E, sim, eu estava aproveitando muito, mas havia algo mais profundo, uma dificuldade de sentir o momento. As preocupações paralisavam minhas emoções.

Parece que sempre faltava um pedaço de mim ali. A ansiedade nos rouba a plenitude do presente. E eu era um poço de ansiedade e preocupação. Hoje fico pensando quão difícil não deve ter sido — e talvez ainda seja — para as pessoas próximas conviverem comigo. Amava, mas sem entrega total. Participava, mas incompleto. Estava presente, mas meus pensamentos estavam em outro lugar. Vivia, mas não aproveitava. Às vezes, Juliana dizia que eu a olhava, mas não a enxergava; que meu olhar a transpassava.

No decorrer daquele ano, aquela ansiedade, aliada ao questionamento sobre eu ter ou não feito as escolhas certas para minha vida, incendiou a minha mente e o meu coração de vez. Estava a ponto de explodir! Ou eu alimentava o leão ou ele me devoraria. Ocorre que eu não tinha a menor ideia do que fazer, pois mal tinha consciência do que estava acontecendo comigo.

PICO DA NEBLINA – SOBRE FUGA E DESCOBERTAS

O desassossego que eu sentia era um ciclo de vida se encerrando, enquanto outro se aprontava para iniciar. Na época, eu não tinha plena consciência desses ciclos, mas eles são muito claros e vêm sempre marcados por algum evento.

São verdadeiros tsunamis, violentos, que me arrastam para outro lugar, ainda que esse novo lugar seja apenas uma perspectiva diferente daquele em que eu me encontrava. Parece que, se eu não reajo, a vida, reagindo por mim, me dá um empurrão.

Era nesse tsunami que eu me encontrava durante o ano 2000. Foi quando pensei em fazer uma viagem. Precisava ficar sozinho. Sempre gostei de cultivar certa solidão e, agora, traria um novo elemento para aqueles momentos: a natureza. Queria fazer uma viagem de aventura na natureza. Olhei diversas opções. Nessas buscas, vi uma expedição ao Pico da Neblina. Uau, o que era aquilo?! Quase quinze dias no meio da mata, em uma das regiões mais remotas do planeta, o coração da Amazônia, quintal dos ianomâmis. *Está decidido, é para lá que eu vou!*

O Pico da Neblina encontra-se na Serra do Imeri, no norte da Amazônia brasileira, na região conhecida como Cabeça do Cachorro, fronteira entre Brasil, Venezuela e Colômbia. Aprendemos na escola que sua altitude atingia 3.014 metros, porém uma nova medição realizada em 2004 a fez "perder" 19 metros. Ainda assim, com 2.995 metros, continua ostentando o título de maior montanha do Brasil.

Chegar ao Neblina já vale a aventura. A porta de entrada é a cidade de São Gabriel da Cachoeira, no Alto Rio Negro, distante 853 quilômetros de Manaus, cujo acesso pode ser feito por barco, em dois ou três dias rio acima ou em duas horas de voo sobre a floresta. São Gabriel é um município no mínimo curioso, uma vez que é constituído por 23 povos indígenas distintos e possui quatro idiomas oficiais: tukano, baniwa e nheengatu, além do português.

Tomar banho nas águas escuras e quentes do rio Negro, dividindo-o com crianças brincando e mulheres lavando de tudo um pouco, admirar o contorno da Serra do Imeri ao fundo, com o véu verde das matas escorrendo pelas encostas, é marcante. É um Brasil desconhecido para a maioria dos brasileiros e uma amostra preciosa da nossa riqueza e diversidade cultural e natural, bem como um retrato do fracasso da política indigenista brasileira por décadas, visto que o alcoolismo entre os indígenas ali é um grave problema social.

Após algumas compras de última hora e da licença de entrada no parque junto ao ICMBio, pegamos um 4×4 por uma estrada enlameada até a Boca do Tucano, onde passamos uma noite. Na manhã seguinte, preparamos as voadeiras, barcos de alumínio com motor de popa, que seriam nosso meio de transporte pelos próximos dois dias, percorrendo os rios sinuosos: Iá, Iá-Mirim e Cauaburi. Dormíamos nas suas margens ou em alguma clareira no meio da mata, onde montávamos o acampamento: uma lona armada em estacas de pau, para nos proteger das chuvas recorrentes, sobre nossas redes estendidas. Esse também seria o padrão dos acampamentos montanha acima.

Chegando ao pé do Neblina, iniciamos a subida. São quatro dias de ascensão por trilhas bastantes técnicas, muita raiz, degraus altos e lama, muita lama, além de mosquitos, muitos mosquitos. Passei meu aniversário de trinta anos no primeiro acampamento, em uma pequena tribo indígena. Que presente!

À medida que vamos ganhando altitude, a trilha fechada e abafada vai se abrindo, a vegetação se torna mais baixa, um jardim de bromélias de várias cores e tamanhos passa a enfeitar o caminho e trechos rochosos despontam. Somente a chuva e a lama são constantes.

A partir do último acampamento, o frio aperta e a temperatura pode se aproximar de zero. No cume do Neblina descobrimos a obviedade do seu nome: nuvens em movimento, devido aos fortes ventos, encobrem toda a paisagem. Aliás, o nome do Neblina em ianomâmi é Yaripo, que significa "Montanha do Vento".

Essa expedição foi um verdadeiro marco de mudança na minha vida, redefinindo rumos, abrindo percepções e despertando definitivamente a minha paixão pelas montanhas. Lá eu conheci Yayoe, uma nissei brasileira, filha de japoneses, que tinha bastante experiência com trekkings em vários lugares do Brasil e do mundo. Havia ainda outra característica que distinguia Yayoe: enquanto todos nós usávamos botas pesadas naquelas montanhas que, devido à chuva constante e à lama alta, viviam molhadas, Yayoe usava apenas suas sandálias Melissa. Era ao mesmo tempo engraçado e humilhante, pois fazia parecer tão fácil para ela, enquanto eu estava lá, botando os bofes para fora.

À noite, deitado na rede armada nas florestas, eu gostava de puxar conversa com ela e ficar ouvindo suas histórias. Enquanto ela falava, eu viajava junto, transportando-me para aqueles lugares remotos.

Até que um dia ela narrou sua expedição ao Kilimanjaro, na África. Enquanto ela falava, eu só pensava: *Meu Deus, que mundo é esse? Onde eu estava até hoje que não conhecia nada disso?*

PROJETO 7 CUMES – O INÍCIO POSSÍVEL

Quando cheguei em casa, com aquele sentimento gostoso de quando superamos um desafio difícil, eu pensava mais e mais nas histórias da Yayoe, especialmente no Kilimanjaro. Aquilo foi ocupando um espaço cada vez maior na minha mente.

Tentei deixar esse pensamento de lado, mas, quanto mais eu tentava não pensar, mais eu pensava, mais eu pesquisava, mais eu conhecia. E, em uma dessas pesquisas, eu me deparei com um projeto clássico do montanhismo mundial chamado 7 Cumes, que consiste em subir a montanha mais alta de cada continente. *Como assim? Escalar na Antártica? Em Papua? Escalar o Everest?* Não, eu não ousei tanto — naquela época. Mas estabeleci um projeto na minha cabeça, que denominei Projeto 3 Continentes. Ele englobaria as montanhas menos técnicas dos 7 Cumes: Kilimanjaro, na Tanzânia, montanha mais alta da África; Aconcágua, na Argentina, maior da América do Sul; e Elbrus, na Rússia, maior da Europa.

Pronto! Agora, aos trinta anos, eu não conseguiria mais viver sem as montanhas.

A volta ao mundo real não trouxe mudanças significativas. Na empresa, nenhum fato relevante: apenas os movimentos de crescimento ou sobrevivência, a depender do ciclo do mercado. Em casa, Davi crescendo e eu tentando acompanhar.

A grande diferença, na verdade, começava a acontecer dentro de mim. Agora eu tinha um bom projeto, e isso mexeu com algumas estruturas. Voltei a praticar atividade física regular e logo retomei minha forma. Não sabia ainda quando iria e nem se iria ao Kilimanjaro, mas o simples fato de ele dançar na minha mente noite e dia dava um sentido novo para a minha rotina. Isso era inédito para mim.

Falando dessa forma, parece que a minha família não cumpria seu papel ou não era suficientemente motivadora para mim. Não é nada disso. Tenho recordações deliciosas daquele período com minha família. Às cinco da manhã, pegava a bicicleta, colocava o Davi na cadeirinha à minha frente e íamos passear. Aos sábados, tínhamos um bônus: pastel e caldo de cana na feira, e flores para a mamãe dele! Às vezes o soninho apertava e eu o abraçava, para ele apoiar a cabecinha em mim. A Juliana, linda, com seus olhos de Capitu, olhos de ressaca, "olhos que arrastam tudo para dentro de si". É claro que eu faria qualquer coisa pela Juliana e pelo Davi. É claro que eles preenchiam um espaço de afeto insubstituível, com o qual nada poderia concorrer. Mas o ser humano é complexo. Nossas emoções são compostas de várias camadas. Eu continuava desassossegado.

Família e montanha me completavam. Elas não são concorrentes. Precisava e preciso das duas. E o trabalho, que espaço ocupava?

Certamente ainda não era um espaço de realização pessoal. Mas ele cumpria uma função fundamental e, por algum período, aquilo bastou: ele me proporcionava os meios para cuidar da minha família e, agora, o de manter vivo o sonho de subir algumas montanhas. Fiz um pacto com ele: *Eu te deixo em paz, paro de buscar o que você, trabalho, talvez não possa me dar, e você, por sua vez, me ajuda a realizar meus planos, aqueles que, sim, trazem sentido para mim.*

Parece uma combinação legítima; afinal, quantas pessoas se realizam, de fato, com o trabalho? Quantas podem se dar ao luxo de fazer o que gostam e ainda ganhar dinheiro? Para quantos o trabalho não se assemelha mais ao destino de Sísifo, condenado pelos deuses a empurrar uma pedra montanha acima apenas para, ao chegar lá em cima, vê-la escorregar encosta abaixo — e ter que refazer todo o trabalho de novo, eternamente, numa representação perfeita e cruel do que significa o trabalho sem significado?

Dizem que, se você fizer o que gosta, nunca precisará trabalhar um dia na vida. Puxa, como eu invejava essas pessoas! Para quantos de nós, todavia, o trabalho realmente é fonte de significado? Talvez para a maioria seja apenas um ritual diário de sobrevivência. E cumpri-lo com a dignidade possível, sem sermos engolidos por ele, seja o melhor a fazer. Sentido? Significado? Buscamos em outro lugar. Adiante, as empresas e líderes passariam a compreender a importância de um propósito e de um valor compartilhado, mas, no início da década de 2000, esses conceitos ainda estavam no berçário. Mesmo hoje, para muitos, essas não passam de palavras vazias.

Com o passar do tempo, a Actual foi crescendo, acompanhando e aproveitando os movimentos de mercado. Meu sócio e eu tínhamos funções complementares na empresa e, com esse crescimento, a função que eu desempenhava e na qual eu me sentia bem, que era a de construir pontes, cuidar das pessoas e dos relacionamentos, e trabalhar a estratégia, tomou-se de maior relevância. Foi uma experiência nova para mim. Ter satisfação no trabalho? Nunca havia experimentado isso. E eu gostei!

O ápice desse momento foi em 2007, quando a Lopes, maior imobiliária do país, que estava em um processo de expansão nacional após abrir o capital na Bolsa, fez-nos uma proposta e adquiriu um percentual majoritário da Actual. Aquele pareceu um jogo de gente grande, e nós estávamos jogando direitinho.

Foi um período alucinante, de crescimento e aprendizado, mas que viria a cobrar um preço pessoal muito alto no futuro.

O formato de aquisição da Lopes correspondia a um pagamento na cabeça e a diferença após três anos, numa proporção relacionada ao lucro líquido da operação, chamado *earn-out*. Ou seja, receberíamos um pedaço na largada e a diferença apenas mediante o resultado que prometemos entregar e que balizou o valor da empresa. Seriam três anos caóticos de intensidade de trabalho.

Antes de concluir as negociações, entretanto, eu chamei a Juliana para conversar, detalhei a ela o que nos esperava e condicionei o aceite a uma combinação que faríamos: para dar certo, assim como nas montanhas, aquele teria que ser um projeto não apenas meu, mas nosso, da nossa família, pois certamente demandaria muito do meu tempo, da minha energia e da minha presença, inclusive física. Ela topou e, então, eu avancei. Era um marco que registrava o início de um novo ciclo na minha vida, exatamente sete anos após o Neblina.

A empresa como a conhecíamos deixou de existir. Saímos de vinte para trezentos corretores em poucos meses. Na mesma proporção aumentaram os problemas e os desafios. No ano seguinte, fui convidado a assumir a presidência da Ademi–ES, Associação das Empresas do Mercado Imobiliário do Espírito Santo, entidade que congrega incorporadoras, imobiliárias, administradoras, loteadoras, enfim, toda a cadeia do mercado imobiliário — e lá permaneci por seis anos, até 2015. A Ademi–ES também me permitiu desenvolver outro interesse, que se tornou uma paixão: estudar as cidades. Ao representar a entidade nos conselhos dos planos diretores de diversos municípios, pude conhecer os mecanismos que ditam o desenvolvimento das cidades e a responsabilidade que cabe a nós, empresários do setor, de construir a cidade que queremos deixar para nossos filhos e netos. Trabalhar para implementar uma visão de longo prazo ante o imediatismo que normalmente permeia as decisões dos empresários, bem como defender as demandas legítimas destes frente à burocracia e à morosidade do setor público, foi um trabalho que realmente me deu satisfação, embora me consumisse até os ossos.

Passaram-se os três anos do *earn-out* e entregamos o resultado prometido à risca. Era mais uma etapa vencida e muito merecida, pois enfrentamos, dentre outras dificuldades, a crise das hipotecas nos Estados Unidos, em 2008, que paralisou o mercado imobiliário. A ressaca dos anos áureos foi brava — mas a superamos. Agora era olhar para a frente e buscar uma nova motivação.

MONTE KILIMANJARO – SOBRE OS CAMINHOS NÃO PERCORRIDOS

No período entre a ida ao Pico da Neblina (janeiro de 2001) e os meses que se seguiram à associação com a Lopes (setembro de 2007), eu concluí o Projeto 3 Continentes.

Já em 2002 fui ao Kilimanjaro. Foram quase dois anos de treinamento para me sentir apto a encará-lo. O Kili não é uma montanha tecnicamente complexa, mas seus 5.895 metros de altitude já trazem para a mesa os desafios relativos à altura: como eu reagiria? Como meu organismo se comportaria, visto que eu ainda sentia um desconforto nos joelhos, uma herança de quase uma década de inatividade física?

A possibilidade de escalar com outras pessoas, correndo o risco de atrapalhá-las, incomodava-me bastante. Assim, decidi não me juntar a uma expedição comercial e contratar apenas um guia local, o Silvano Hamisci. Várias vias levam ao cume do Monte Kilimanjaro — optei por fazer a rota Machame, menos concorrida que a via normal, e desenhamos um roteiro de sete dias, ideal para uma boa aclimatação.

O Kilimanjaro é um vulcão inativo, localizado na Tanzânia, no leste da África, próximo à fronteira com o Quênia, que tem como ponto culminante o Uhuru Peak. Seu nome significa "Montanha Branca", na língua massai, ou "Montanha Brilhante", em suaíli. Entretanto, a geleira em sua cratera, eternizada no romance de Ernest Hemingway, *As Neves do Kilimanjaro*, vem reduzindo-se, ano a ano, em função das alterações climáticas.

Em 1848, o missionário alemão Johannes Rebmann se impressionou ao ver o que parecia impossível, caminhando pelas planícies: havia neve no topo de uma montanha gigante, no coração da África. Desacreditado pela mais reconhecida instituição científica da época, a Royal Geographic Society, só teve sua descoberta reconhecida em 1861. Seu cume, porém, foi atingido em 6 de maio de 1889.

Conheci o Silvano através de alguns relatos pela internet. Trocamos e-mails e marcamos de ele me encontrar no aeroporto de Nairóbi, no Quênia. Não havia pagado nada a ele e nosso compromisso se resumia aos e-mails trocados. Pensei: *Estaria ele lá, cumprindo o combinado?* Provavelmente ele pensava o mesmo ao meu respeito — ou seria apenas um maluco.

Ambos honramos nossa palavra e, ao desembarcar em Nairóbi, lá estava o Silvano, com uma plaquinha, me aguardando.

Minha primeira experiência em alta-montanha foi boa, e atingimos o cume do Kilimanjaro sem grandes sobressaltos, exceto o susto que eu tive, já no retorno, ao ter a sensação de ter dormido enquanto descia a montanha. Tive um tipo de apagão em parte do percurso. Prometi para mim mesmo que nunca mais baixaria a guarda a ponto de deixar isso se repetir em outras montanhas. É tão perigoso quanto dormir ao volante enquanto se dirige um carro.

Após o Kili, fiz um safári por mais quatro dias. Afinal, como ir à Tanzânia e não visitar os parques Serengeti e Ngorongoro?

A emoção de ver aqueles animais nos seus hábitats naturais desperta em nós os mais puros instintos infantis; resgata a graça da descoberta e o espanto de vermos algo pela primeira vez. É presenciar um pedaço do Éden, é se sentir integrado a algo muito maior do que nós mesmos. E é lindo!

Durante a escalada e o safári, penso que o meu silêncio devia estar fazendo um barulho enorme, pois várias vezes Silvano virava para mim e falava:

— Por que você pensa tanto, Gustavo?

Quisera eu ter uma resposta para dar a ele.

OS FUTUROS NÃO REALIZADOS

Eu não saberia dizer sobre o quê eu tanto pensava, não tinha clareza sobre as emoções que eu sentia. Certamente, não um era arrependimento, pois não sentia que vivia um erro. Mas era um sentimento de incompletude, de questionar as escolhas que havia feito até aquele momento. Talvez fosse algo mais próximo de uma nostalgia, a nostalgia de uma vida não vivida.

Ilaria Gaspari, no seu livro *A vida secreta das emoções*, diz que a nostalgia é uma ilusão de ótica, na medida em que representa o que projetamos sobre o passado, não o passado em si. Eu acho que o que eu sentia era justamente a nostalgia desses caminhos não percorridos.

Durante a expedição ao Kilimanjaro, eu li o livro *As cidades invisíveis*, de Ítalo Calvino, cuja história trata dos encontros e diálogos fictícios entre Marco Polo e Kublai Khan, imperador da China, sobre as cidades um tanto fantásticas que Marco Polo visitava no seu caminho entre Gênova e China. Calvino descreve assim uma das cenas:

> Marco entra numa cidade; vê alguém numa praça que vive uma vida ou um instante que poderiam ser seus; ele podia estar no lugar daquele homem se tivesse parado no tempo tanto tempo atrás ou então se tanto tempo atrás numa encruzilhada tivesse tomado uma estrada em vez de outra e depois de uma longa viagem se encontrasse no lugar daquele homem e naquela praça. Agora, desse passado real ou hipotético, ele está excluído; não pode parar; deve prosseguir até uma outra cidade em que outro passado aguarda por ele, ou algo que talvez fosse um possível futuro e que agora é o presente de outra pessoa. Os futuros não realizados são apenas ramos do passado: ramos secos. "Você viaja para reviver o seu passado?", era a pergunta do Khan que, também, podia ser formulada da seguinte maneira: "você viaja para reencontrar o seu futuro?" E a resposta de Marco: "Os outros lugares são espelhos em negativo. O viajante reconhece o pouco que é seu descobrindo o muito que não teve e o que não terá".

Agora, aos 33 anos, à medida em que eu enxergava este meu passado não vivido também como parte do meu presente (e do meu futuro), um ramo seco da árvore, mas, ainda assim, parte dela; à medida em que eu me apropriava de quem eu era (ou do que me pertencia), através da consciência do que eu não era e não tinha, não viria a ser e nem viria a ter, começava a fazer as pazes com as minhas escolhas.

MONTE ACONCÁGUA — SOBRE SER O ELO FRACO DA CORRENTE

A família cresceu! No dia 2 de dezembro de 2003, o João chegou. Um bebê grande e lindo, de cabelos encaracolados, olhos pretos vivos que, ao encontrar os meus, enchiam-me de ternura. Em troca havia um amor que eu nem sabia que possuía. João mamou muito e por muito tempo; sugava a alma da sua mãe e, por quatro intermináveis meses, berrou de dor de barriga.

Pouco antes de ele completar um ano, no final de novembro de 2004, fui para a segunda etapa do Projeto 3 Continentes, o Aconcágua. Estávamos bem no início da temporada de escalada, que se estende até fevereiro.

"Fazer da queda um passo de dança; do medo, uma escada; do sono, uma ponte; da procura, um encontro." Se no Kilimanjaro meu companheiro de viagem foi Ítalo Calvino, agora, no Aconcágua, o era Fernando Sabino, ou melhor, o atormentado Eduardo Marciano, personagem do romance *O encontro marcado*, na sua desesperada busca por si mesmo e pela busca de um sentido para sua vida.

"Sentinela de Pedra", na língua aimará, o Aconcágua foi a montanha dos erros e aprendizados. Assim como no Kilimanjaro, optei por contratar apenas um guia local, o colombiano Jairo. Dias antes de embarcarmos, porém, ele me perguntou se eu aceitaria que um outro cliente, o italiano Reinhart, nos acompanhasse. Eu aceitei — fazer o quê? —, não estava pagando por exclusividade.

Em Mendoza, eu comecei a sequência de erros: comprei óculos de sol em um camelô na praça central da cidade, aluguei botas duplas apertadas e de baixa qualidade e um casaco excessivamente pesado para o dia de cume e para as noites geladas nos acampamentos altos. Cada um desses descuidos cobrou seu preço lá em cima: meus olhos queimaram devido a neve, vento e incidência do sol quando ainda estava no campo-base e, se não fosse a solidariedade na montanha, uma pomada milagrosa de um austríaco e os óculos emprestados por um espanhol, minha expedição teria terminado ali; as botas apertadas me deram bolhas e não me deixaram esquecer, nem por um instante, dos meus pés; e o casaco foi um peso desnecessário na mochila, quando cada grama extra equivale a um esforço e uma energia, justamente quando precisamos racioná-los.

Mas não foram apenas os erros que me trouxeram aprendizados. Aprendi muito com a experiência em si. Certamente, me faltava estrada para encarar uma montanha da complexidade e dos riscos do Aconcágua — ou uma melhor orientação para mitigar essa inexperiência.

Fato é que, a partir do campo-base, a cada fim de dia eu estava de tal forma cansado, que eu dizia para mim: *Está bom, já cheguei longe o bastante, não vou prosseguir.* No dia seguinte, porém, éramos presenteados com um céu limpo e um sol cujo brilho revigorava minhas forças e, assim, eu decidia seguir por mais um dia. Só mais um. E outro. Até que chegamos a Berlim, último acampamento. Nunca subestime um dia de sol e céu azul! Dali, era o cume e voltar.

Saímos do acampamento antes do amanhecer. Reinhart foi na frente, seguido por mim e por Jairo. Conosco estavam também José e Luiz, dois espanhóis que conhecemos no caminho. No Aconcágua, a trilha é bem marcada e não há necessidade de caminharmos encordados, pois não atravessamos nenhum glaciar no caminho. Assim, cada um foi no seu ritmo.

Chegamos ao cume praticamente juntos, com exceção do Luiz. Quando descíamos a Canaleta, um trecho traiçoeiro da montanha pouco antes do acesso final ao cume, encontramos o Luiz subindo. O relógio marcava quase 14 horas. Em grandes montanhas, normalmente, temos um horário limite para descer, por questões de segurança. Escalar à noite, exposto ao frio extremo, ao cansaço, aos efeitos da altitude e sujeito a se perder na trilha é um risco que não se deve correr.

No Aconcágua, o horário limite costuma ser em torno de 14 horas. Ao passarmos por Luiz, apontamos para o relógio e, alguns metros depois, instintivamente, nós todos paramos e olhamos para ele, acima. O que vimos me deixa arrepiado até hoje: o Luiz olhava para cima, depois abaixava a cabeça. Ele repetiu esse movimento mais duas vezes, quando então deu um grande suspiro; talvez, buscando o resto de juízo e consciência de que ainda dispunha, deu meia-volta e nos acompanhou montanha abaixo. Do ponto onde ele estava, a sensação que se tem é que, se esticarmos o braço, tocamos o cume. Era realmente muito perto, mas, no ritmo em que ele estava, talvez levasse mais uma hora para chegar até lá, extrapolando o tempo limite para retorno.

Acho que essa deve ter sido uma das decisões mais difíceis que o Luiz tomou na vida. Embora lento, ele estava bem e teria condições de fazer o cume, mas, como aprendemos assim que começamos a escalar em alta-montanha, fazer o cume é opcional, voltar vivo é mandatório.

Esse fato me impressionou de tal maneira que, anos mais tarde, usei-o para desenvolver o arcabouço da minha dissertação de mestrado no Insead, cujo tema era, justamente, "como tomar decisões em ambientes de extrema pressão, quando nossa capacidade de fazer bons julgamentos encontra-se comprometida". Vale para as montanhas, vale para o mundo corporativo, vale para a vida.

Ao retornarmos para o campo-base, no dia seguinte, relaxados e satisfeitos, o Reinhart nos contou um caso muito engraçado. No dia do cume, enquanto ele atravessava um trecho da montanha chamado Refúgio Independência, um acampamento desativado a 6.400 metros, ele ouviu, ao longe, alguém gritando seu nome: "Reinhart!" Ele pensou ser alguma confusão mental, efeito do ar rarefeito. Novamente:

— Reinhart!

Nessa segunda vez, ele disse que sua reação foi quase prostrar-se de joelhos no chão, levantar os braços para o céu e, tal e qual um Moisés extemporâneo, responder:

— Fala, Senhor, teu servo escuta!

Ele contava isso e caíamos na gargalhada. O que ocorreu foi que, no Refúgio Independência, há uma confluência de duas rotas para o cume, a Normal, que estávamos usando, e a Falso Polacos, por onde vinha um colega do Reinhart, que, a propósito, reconheceu-o pelo casaco vermelho, visto que ambos eram guarda-parques nos Alpes italianos, em Bolzano, onde moravam. Que incrível coincidência!

Esse era, justamente, o dia 2 de dezembro de 2004, aniversário de 1 ano do João, que comemoramos com uma festinha tão logo eu retornei para casa.

MUITOS ERROS E UMA PROMESSA

Fizemos o cume, estava feliz, voltei para casa são e salvo (embora com algumas cicatrizes). A expedição foi um sucesso! Mas no escuro do quarto, só comigo mesmo, era impossível escapar da verdade: embora tenha dado certo, podia ter dado muito errado. Os muitos erros poderiam ter cobrado um preço alto. Eu fui inconsequente em vários momentos, não por excesso de coragem, mas por inexperiência e pura ignorância; não apenas em relação às questões técnicas da escalada em si, mas especialmente em relação ao conhecimento que eu tinha de mim e de minhas reações em alta-montanha. Eu não sabia ler os sinais do meu corpo e da minha mente e acabei trabalhando muito no limite. Isso me fez correr riscos que, hoje, eu considero inaceitáveis.

Ao contrário do que o senso comum nos faz acreditar, não acho que os limites devam ser ultrapassados, como não acho que, bastando querer, somos capazes de tudo.

Mas não foi só isso. Na minha relação com Reinhart e Jairo, eu não gostei nada da sensação de me sentir tão mais fraco e dependente deles. Ali eu me comprometi comigo mesmo: eu nunca mais vou para a montanha desse jeito. Eu nunca mais vou correr esses riscos. Eu nunca mais quero ser o elo fraco da corrente.

Se eu quisesse continuar escalando altas montanhas, precisaria aumentar o meu nível de consciência e o meu preparo físico e técnico. Precisaria subir um degrau.

Mais tarde, eu viria a descobrir que, nos aspectos físico e técnico, por mais que me esforçasse, dificilmente atingiria um nível de excelência, se comparado com escaladores mais fortes e mais experientes. Mas havia um campo de atuação no qual eu poderia, realmente, deixar uma contribuição: o estado de espírito.

O cansaço em limites inéditos, as frustrações às quais, muitas vezes, somos submetidos, as inúmeras questões sobre as quais não temos controle, a pressão, a ansiedade da espera, tudo isso acaba por revelar nossos lados sombrios. Não raro vi colegas entrarem em uma espiral de reclamação e murmúrio que contaminava o grupo.

Ter um estado de espírito positivo, ser a pessoa pronta a ajudar, a transmitir serenidade e, como dizem, "ser rápido para ouvir e tardio para falar": aí poderia residir a minha força em um time.

MONTE ELBRUS – SOBRE A INCAPACIDADE DE SENTIR DOR

Foram quatro anos até que a expedição ao Elbrus, terceira e última etapa do Projeto 3 Continentes, se realizasse. E ela ocorreu já dentro da minha "nova realidade Lopes".

O Contrato Social da nova empresa, bem como o acordo de sócios que nos foi apresentado, trazia termos até então inéditos para mim: *tag along*, *drag along*, *put*, *call*, e mais um em especial, cujos efeitos eu conheceria dali a alguns anos: *no compet*. Todos esses conceitos são comuns em contratos de fusões e aquisições, e conosco não foi diferente, mesmo porque a Lopes, como empresa de capital aberto, precisava seguir determinadas políticas de governança. O *no compet*, nesse contexto, é uma regra de *não competição*, que consiste em um período em que os sócios da empresa adquirida devem permanecer à frente da operação. No caso de uma eventual saída, é estipulado um período em que não se pode operar em atividades concorrentes, ou mesmo correlatas. O prazo dessa quarentena pode variar de caso para caso. No nosso caso, pareceu-me excessivamente longo.

Com o ímpeto, o entusiasmo e uma certa dose de coragem inconsequente típicos da idade, assinamos os documentos e, em 1 de setembro de 2007, "viramos a chave". Os primeiros meses da operação foram intensos em trabalho, pois tínhamos uma sequência de lançamentos para realizar. Tínhamos que desenhar as estratégias junto aos incorporadores e aumentar a equipe. Logo, precisávamos de pessoas. Em paralelo, tínhamos todo um trabalho de integração a ser realizado entre as duas empresas.

Felizmente, contávamos com um time excepcional de colaboradores, que abraçou conosco esses desafios.

No ano seguinte, com as coisas um pouco mais ajustadas, senti que era o momento de tentar o Elbrus.

Optei por contratar os serviços de guia de uma empresa local. Seria uma expedição de sete dias, suficientes para a minha aclimatação. Com duas montanhas mais altas que o Elbrus no currículo, o Kilimanjaro e o Aconcágua, eu já começava a me conhecer, a entender as reações do meu organismo e como ele reagiria na altitude.

Em julho de 2008, então, parti para Moscou. Lá eu fiquei três dias conhecendo um pouco da cidade. Sempre me espanto com como as páginas da história do povo russo não são escritas por transições, mas por rupturas. Foi assim na queda do império, em 1914, com a adoção do socialismo. Seguiu-se um período de perseguição e destruição de todas as pessoas ou símbolos que retratassem a Rússia czarista, culminando com o assassinato da Família Romanov. Da mesma forma, com a derrocada da União Soviética, em 1991, mais uma ruptura aconteceu: agora com o sinal invertido. Sem aviso prévio, todo um modo de viver e de enxergar o mundo baseado no socialismo soviético deveria ser substituído pelo modelo ocidental. Era o fim da Guerra Fria e, para alguns historiadores, o fim da história, uma vez que as disputas ideológicas que permearam todo o século XX estariam encerradas. A Rússia atual mostrou que essas foram conclusões bastante apressadas.

Minha curiosidade era compreender como aquelas pessoas conseguiam transitar entre esses dois mundos. Pessoas da minha idade — sou de 1971 e, na época, eu tinha 37 anos — haviam nascido no regime soviético, foram alfabetizadas, estudaram e aprenderam os fatos históricos pelo olhar soviético; iniciaram-se no trabalho e constituíram família nesse regime e começavam a educar seus filhos quando, subitamente, tudo ruiu.

Pois eu queria conhecer um pouco essas pessoas, ainda que apenas caminhando pelas ruas. Queria observar lugares, coisas e pessoas com a mente livre de julgamentos e, então, construir alguma percepção própria; compreender o que essas pessoas pudessem ter sentido.

Contratei uma guia para passar todo um dia comigo. Queria enxergar pelos seus olhos o que ela quisesse me mostrar. O único pedido que fiz foi que não fôssemos de carro. Gostaria de usar o metrô e andar o máximo possível. Seria uma oportunidade para conhecer as estações de metrô de Moscou, famosas pela arquitetura imponente e pelo luxo de suas instalações. E, acima de tudo, queria conversar com ela, ouvi-la, saber o que ela pensava daquelas rupturas, ou melhor, como ela fora capaz de sobreviver a elas. Saber como seus filhos se viram naquele caos.

Seus poucos comentários não foram ricos em detalhes, mas penso que revelaram muito do caráter do povo russo. Ela simplesmente dizia:

— Nós precisamos nos mover para a frente, pois temos que sobreviver. Assim, nos viramos como dá.

Seu nome era Istvana, era professora universitária, possuía dois mestrados e estava lá, comigo, naquele dia de julho, trabalhando dignamente como guia turística.

Após essa experiência meio sociológica em Moscou, peguei o avião, um Tupolev, para a cidade de Mineralnie Vodi, na região do Cáucaso, no sul da Rússia. Lá me encontrei com o representante da empresa de guias e com outros colegas que escalariam comigo. Pegamos um carro rumo a Terksol, porta de entrada para o Elbrus, em uma viagem de sete horas, aproximadamente.

Essa região é muito bonita: vales verdes e floridos, rodeados por montanhas com os picos nevados.

A escalada ao Elbrus talvez seja uma das mais simples dos 7 Cumes. A novidade, para mim, estava no uso de crampons e de piqueta de escalada, visto que essa montanha toda, a partir do seu campo-base, é composta de neve e gelo. Mas o maior risco estava nos famosos *whiteouts* do Elbrus. *Whiteout* é um fenômeno oposto ao *blackout*, ou seja, a incidência da luz na nuvem baixa ou na neve faz com que não enxerguemos nada. É uma cegueira branca. Com montanha não se brinca e, embora não seja tecnicamente difícil, o Elbrus requer toda a atenção e cuidado de uma alta-montanha.

Com exceção de termos adiado a tentativa de cume por um dia justamente por causa de mau tempo, a escalada não trouxe maiores surpresas. E o melhor é que eu estava absolutamente atento e consciente todo o tempo, e penso que não me coloquei em maiores riscos em nenhum momento. Aparentemente, o compromisso que eu fizera comigo mesmo ao final da escalada ao Aconcágua surtia efeito: eu subia um degrau na minha experiência e capacidade. Pequeno, não muito alto, mas subia. Além disso, consegui colocar-me em uma posição de prontidão para ajudar.

Essa viagem guardou outro presente para mim, além do cume e da conclusão do Projeto 3 Continentes: como era período de férias escolares no Brasil, Juliana, Davi e João estavam me esperando em Paris, onde ficamos mais quatro dias. Além de ser bom demais viajar com a família, eles estavam tendo a chance de conhecer um pouco mais do pai deles na sua melhor versão, a versão da montanha! Eu também começava a ter a consciência de que esse era o homem, o pai, o esposo que eu gostaria de ser. Mas essa seria (e ainda tem sido) uma longa jornada...

DURO COMO PEDRA, FRIO COMO GELO

Embora eu continuasse a subir montanhas tanto quanto minha realidade permitia e estivesse me sentindo entusiasmado na minha relação com o meu trabalho, algo dentro de mim não ia bem. Acho que, para conseguir lidar com tanta pressão, tantos problemas e com a minha já velha conhecida ansiedade, fui me fechando emocionalmente. Eu estava me tornando uma rocha, como se o sangue não corresse mais por minhas veias ou como se corresse frio, incapaz de levar ou trazer qualquer emoção. Minha presença em qualquer lugar ou situação limitava-se ao corpo físico, pois minha mente e meu coração, bem, esses eu não sabia onde estavam.

Nesse período, perdi minha avó paterna, a querida vovó Hebe, das minhas mais doces lembranças, e o meu avô Hélio, pai da minha mãe, tão amado quanto temido por toda a família — árvore grande, de raiz profunda e copa larga, cuja sombra abrigou tanto quanto ofuscou alguns de nós, seus filhos e netos. Em ambos os casos fui ao enterro, em Governador Valadares, mas fui incapaz de derramar uma única lágrima.

Não era isso, entretanto, que me incomodava, pois nunca fui muito emocional. O que me incomodou, de fato, foi mais que minha incapacidade de sentir dor, foi minha incapacidade de, vendo a dor do meu pai e da minha mãe, solidarizar-me, estar ao lado deles. Não é possível que perder duas pessoas que marcaram minha vida na infância não me trouxesse para a dor do momento presente. Como nada sentia, nada podia transmitir: fui absolutamente incapaz de consolar meu pai e minha mãe em suas perdas.

MACIÇO VINSON – SOBRE CONTINUAR SONHANDO NOVAS MONTANHAS

O final de 2010 e o início do ano de 2011 chegaram trazendo lampejos de mudanças. Etapas eram concluídas; outras, abertas.

Chegava ao fim o período do *earn-out* com a Lopes. A meta que estabelecemos três anos atrás estava, enfim, cumprida. Entregamos à risca o que tínhamos prometido. Agora seria apenas tocar a sociedade adiante, embora vivêssemos um momento de muita dificuldade no mercado. Mas o que poderia sinalizar um afrouxamento do meu nível de entrega ao trabalho, trazendo-o para um ponto de mais equilíbrio, não aconteceu.

Primeiro porque eu não tinha ideia de como fazer isso ou, talvez, achasse que não me era permitido. Segundo porque o que eu achava ser apenas uma fase havia se transformado em um estilo de vida. Eu estava de tal forma emaranhado naquela rotina, que não sabia fazer nem ser diferente. Os três anos que eu havia pactuado com a Juliana no início da sociedade com a Lopes eram, agora, perenes. A porta fora aberta e eu não sabia como fechá-la.

Mas eu ainda tinha as montanhas! Aos quarenta anos, decidi ousar um pouco mais e tentar mais uma etapa do Projeto 7 Cumes, a quarta. O 7 Cumes ainda não era um projeto assumido; logo, seria apenas mais uma montanha, a próxima. Mas, dessa vez, seria algo diferente de tudo que eu já havia experimentado: uma imersão na imensidão branca e gelada da Antártica. Programei a expedição ao Monte Vinson, ponto culminante do continente antártico.

Sabia muito pouco sobre o Vinson. Dois ou três brasileiros apenas haviam feito o seu cume. Tentei contato com eles, sem sucesso, mas acabei conseguindo falar com um japonês que morava no Brasil e havia estado lá. Com um sotaque carregado e poucas palavras, ele me perguntou, secamente:

— O que você vai fazer lá? As pessoas congelam naquele lugar.

Bem, se não consegui informações de ordem prática nem encorajamento, não faltaram advertências sobre o risco de uma expedição onde a temperatura oscila entre -20 °C e -40 °C. Tentando imaginar o que se sente em um frio dessa magnitude, vez por outra me perguntava qual seria a diferença entre essas temperaturas tão extremas.

Estar na Antártica era a realização de um sonho. Sou um apaixonado pelas histórias das explorações polares do início do século XX, já devorei vários livros sobre o tema, de maneira que estar onde estiveram alguns dos meus heróis — Shackleton, Scott e Amundsen — era um privilégio. Além do mais, que aventureiro não leu os livros do Amyr Klink, em suas expedições solitárias pela Antártica?

A escalada ao Vinson não é muito longa, girando em torno de oito a dez dias na montanha. Lembro-me com clareza de quando cheguei a Punta Arenas, no Chile, porta de saída para a Antártica. Tudo ali para mim tinha um ar de mistério. O mar escuro, quase púrpura. As aves, o ar frio, a arquitetura da cidade. Via o Estreito de Magalhães e pensava nos homens que partiam rumo a uma terra nova, com apenas vagas informações; aqueles, sim, verdadeiros aventureiros.

Em função do clima ruim, tivemos tempo de sobra para explorar Punta Arenas e arredores antes de voarmos para a Antártica. Visitamos a Ilha Magdalena, abrigo de uma colônia de simpáticos pinguins Magalhães, conhecemos praticamente todos os restaurantes. Até cemitério visitamos.

Nosso time era composto por dois guias e sete clientes, e avançamos em três cordas de três pessoas. Foi a primeira vez que escalei com pessoas que já haviam subido o Everest, uma vez que a maioria ali estava envolvida no Projeto 7 Cumes. Ouvia as histórias com um misto de temor, espanto e fascínio. Mas ainda me parecia algo impraticável.

Além do frio, que demanda cuidados específicos, escalar na Antártica traz algumas outras particularidades: uma delas é que há luz solar por 24 horas. A partir do final da primavera, o sol não mais se põe naquela latitude. Outra particularidade é que vamos totalmente autossuficientes. Carregamos tudo de que precisamos: barracas, comida, fogareiro, gás, roupas e equipamentos. A água, todavia, é obtida ao derretermos, no fogo, o gelo ou a neve. Dessa forma, vamos muito pesados. Na mochila, uns 30 quilos, e, no trenó, que puxamos nas partes menos íngremes da montanha, outros 15 ou 20 quilos.

Chegar à Antártica já é uma aventura que vale a pena por si só. Pegamos um Ilyushin, avião cargueiro russo, até uma base logística americana chamada Union Glacier, em um voo de quatro horas. Dentro dele dividimos o espaço improvisado para alguns passageiros, containers, caixas e até um trator. De lá, um novo voo de uma hora, em um bimotor, deixa-nos no campo-base do Vinson. Seriam mais dois acampamentos até o cume. A progressão é lenta, indo e voltando, subindo alto e descansando baixo, de maneira a prover uma boa aclimatação.

Demos muita sorte com o clima. Sol e céu limpo iluminavam o gelo azul.

Com um time forte e experiente, fui colocado à prova, de fato. E gostei do que experimentei. Consegui não apenas acompanhar o ritmo dos companheiros, mas cumprir minhas tarefas nos acampamentos, onde a participação de cada um era necessária, e creio ter ajudado a manter elevado o espírito do time. Agora, no Vinson, eu era um elo forte da corrente!

De volta a Punta Arenas, celebramos o sucesso da nossa expedição no sugestivo Shackleton's Bar, bem ao estilo inglês. Além do nosso time, outros escaladores que tentariam o Vinson nos próximos dias também estavam lá. Pessoas incríveis, de vários cantos do mundo, conversando de forma tão leve e descontraída! Uma hora eu me afastei um pouco e fiquei observando tudo que acontecia ali: os sorrisos fáceis, os gestos largos, os olhares entusiasmados, aquela atmosfera esfumaçada por charutos, o cheiro do couro das poltronas e do conhaque nas taças, a luz indireta dos abajures. Fui filmando tudo, em câmara lenta, na minha mente e no meu coração. Eu tinha plena consciência do quão único e especial era aquele momento. E que ele nunca mais se repetiria.

Voltei para casa feliz por ter realizado o sonho de pisar na Antártica e ido além: ter subido sua montanha mais alta; por ter conseguido subir um degrau em minhas habilidades técnicas de escalada em gelo e por ter conhecido pessoas tão especiais, incluindo Mike, líder da nossa expedição e que seria, em função da afinidade e confiança mútua que estabelecemos, o líder da minha expedição ao Everest, anos mais tarde.

PIRÂMIDE CARSTENSZ – SOBRE A VIDA NA ZONA DA MORTE

Desde criança, meu filho João tinha o costume de me chamar para ler com ele. Esse hábito nos aproximou, criou profundas conexões e estabeleceu uma linguagem nossa, de crítica e humor bem característica. Em uma dessas ocasiões, ainda no Ensino Fundamental, ele me chamou para lermos um livro indicado pela escola, o qual devoramos juntos, em uma tarde.

No pequeno conto *De quanta terra precisa um homem*, o escritor russo Liev Tolstói nos conta a história de um camponês, Pahóm, que aceita o desafio proposto pelo diabo, na figura do chefe da aldeia: o camponês ganharia toda a terra que conseguisse percorrer a pé durante um dia, desde que, antes do brilho do último raio de sol, ele estivesse de volta ao ponto de partida. Do contrário, ele perderia tudo.

Razão e delírio alternavam-se na mente do protagonista, que, a cada légua percorrida, desejava mais e mais terra, aumentando a meta proposta, até o limite da insensatez. Ao final, correndo desesperadamente contra o tempo, ele avistava tanto a linha de chegada como a linha do horizonte com o sol que começara a tocar a terra.

Ao cruzar a linha de chegada, ele desmoronou:

— Tudo em vão! — exclamou Pahóm.

Caído no chão enquanto recebia as congratulações da multidão, um filete de sangue escorria de sua boca.

Seu criado veio correndo acudi-lo, mas Pahóm estava morto. Ele, então, apanha uma pá e cava uma cova do tamanho necessário para que Pahóm coubesse nela ao ser enterrado: sete palmos.

Para além da ganância que o título sugere, esse conto nos traz reflexões sobre o dilema entre contentar-se com o que se tem e querer sempre mais. Qual a hora de seguir e a de parar?

Inevitável pensar que Pahóm poderia ter desfrutado de uma boa quantidade de terra se tivesse retornado um pouco antes, se tivesse refletido por um instante, se recobrasse a consciência diante do canto da sereia, se tivesse dado ouvidos à sua esposa. Se, se, se... Cada condicionante soou como aviso para Pahóm, mas ele não ouviu — ou não quis ouvir.

A linha que separa a ambição da ganância, e a determinação da insensatez é muito tênue. Todas as biografias de grandes exploradores ou empreendedores narram um momento, uma situação em que uma decisão foi tomada, uma escolha foi feita, um risco foi assumido, em que a garra e a perseverança venceram o medo. E ali está a diferença entre o sucesso ou o fracasso da empreitada. Mas para cada história de sucesso, quantas outras tragédias anônimas existem?

E se Pahóm, apesar de toda a sua imprudência, tivesse sobrevivido? Nós o condenaríamos como o condenamos agora? Ou aplaudiríamos sua força de vontade, tratando-o como um herói? Provavelmente estudaríamos suas virtudes, para as ensinarmos nas escolas de negócio.

Embora conjecturar sobre essas questões seja um exercício atraente, esse é um falso dilema. Penso que a questão não é a ambição por querer mais, mas o que deixamos para trás para atingir esses objetivos.

Nas montanhas, a partir de 8.000 metros estamos na zona da morte, cujo termo advém do fato de que a partir dali já começamos, literalmente, a morrer. O organismo não mais se recupera, de maneira que devemos ficar ali o menor tempo possível. É fazer o cume e descer depressa para altitudes mais seguras.

Se eu tivesse muita terra, não temeria nem mesmo o próprio diabo, pensou, em voz alta, o camponês, sem se dar conta de que o diabo o escutava. Pahóm não tinha consciência, claro, mas ele ficou muito tempo na zona da morte. Embora tenha sobrevivido até a chegada, ele começara a morrer lá atrás.

Eu ainda não atingira os 8.000 metros, mas aos 42 anos eu estava, igualmente de forma inconsciente, na zona da morte. Já começara a morrer. O uso de oxigênio suplementar: certas conquistas, alegrias fugazes, fugas da realidade prolongavam minha vida, mas eu já começara a morrer. Afinal, quem não sente, não vive.

Enquanto isso, que viessem os desafios das montanhas!

Finalizada a escalada no Vinson, minha cabeça já se voltou para a próxima montanha. Seguindo a lógica de escalar as montanhas dos 7 Cumes (eu já havia feito quatro!), restavam o Carstensz, em Papua; o Denali, no Alasca; e o Everest, no Nepal.

Centrei foco no Carstensz. Com 4.884 metros de altitude, está localizado em Papua, na Indonésia. Embora a Indonésia pertença, politicamente, ao continente asiático, algumas de suas centenas de ilhas pertencem, geograficamente, à Oceania. É o caso da grande ilha de Papua.

Comecei as pesquisas, mas pensava escalá-lo em dois ou três anos. Para minha surpresa, entretanto, dois colegas que escalaram o Vinson comigo — Rohan, um jamaicano que mora nos Estados Unidos, e o alemão Helmut — convidaram-me para escalar o Carstensz com eles já naquele ano de 2012.

Como perder uma chance dessas? Escalar com amigos! Essa seria uma novidade para mim. Mais: além de cumprir mais uma etapa dos 7 Cumes, estaria compartilhando com eles o encerramento dos seus próprios projetos, pois para ambos seria a última montanha.

A Pirâmide Carstensz é uma aventura tipo Indiana Jones. No coração da selva tropical de Papua, considero a etapa mais curiosa culturalmente, pois estamos na terra dos povos mani e dani, cujos primeiros contatos com os ocidentais ocorreram na década de 1960. Povos guerreiros e praticantes do canibalismo no passado, eles ainda guardam algumas características originais, como o fato de andarem nus, com os pênis cobertos por uma comprida haste de bambu pendurada no pescoço. Se é difícil imaginá-los por essa descrição, não é menos estranho vê-los ao vivo.

Saindo da remota vila de Sugapa, enfrentamos um *trekking* de oito dias até a base da montanha, ultrapassando matas, rios caudalosos, charcos e chuva, muita chuva. Em todo esse trecho, a bota de borracha é um item indispensável, pois não raro caminhamos com lama até a altura do joelho.

O dia do cume é uma escalada vertical em rocha de aproximadamente 700 metros de altitude. No trecho final, *a piéce de resistence*: uma espécie de tirolesa negativa, vencida com a força dos braços (e alguma ajuda dos companheiros, também). Duríssimo!

Mas eu estava leve, tranquilo e feliz. Acho que foi o cume que eu mais aproveitei até então. Completava ali o meu quinto cume do projeto. Na volta, o rapel de descida transformou-se em um *canyoning*, devido à chuva forte que caía.

Quando fecho os olhos e penso no Carstensz, entretanto, o que me vem à mente são os cânticos tradicionais que os nativos, que cumpriram o papel de carregadores, entoavam de suas barracas. Eu, da minha, cansado e pronto para dormir, ouvia-os como quem ouve uma canção de ninar e, então, adormecia. E tudo aquilo era muito bom.

Meu voo de volta passava por Bali, onde poderia ter ficado por quatro dias, uma vez que não usei os dias extras que havia separado para a expedição, no caso de mau tempo ou outro imprevisto. Tratei de antecipar meu voo de volta para casa e deixei Bali para trás, praticamente sem conhecê-la. Se eu me arrependo? De jeito nenhum. Quando minhas escaladas terminam, sou tomado por uma vontade de voltar para casa e encontrar minha família, que me varre como uma avalanche. Não há espaço para mais nada, nem para as praias de areia branca e água transparente de Bali.

MONTE DENALI – SOBRE FRACASSOS E RECUOS

Três anos se passaram até eu ir para o Denali, em 2014, um gigante de gelo no Alasca. A temporada de escalada é relativamente curta, indo de meados de maio a início de julho. O Denali tem algumas semelhanças com o Vinson. Há luz durante todo o dia e também vamos autossuficientes, levando tudo o que usaremos e consumiremos. Como não há carregadores, vamos muito pesados. Ele é bem mais duro, no entanto.

Minha equipe era composta por quatro chilenos, um alemão e um estadunidense, além de mim. Nossos três guias também eram dos Estados Unidos. Dos 22 dias de expedição, um terço é destinado aos dias extras, no caso de mau tempo. Nós usamos cada um deles e ainda assim não fizemos o cume.

Preparei-me bem durante a lacuna temporal entre o Carstensz e o Denali. Na verdade, embarquei para o Alasca cheio de confiança: estava fisicamente bem condicionado e mentalmente muito forte. Minhas últimas experiências tinham me feito crer que escalar o Denali, com toda a dificuldade que o envolve, seria possível.

E, no que dependesse de mim, seria mesmo. Mas parece que a montanha tinha outros planos...

O Denali tem um grande desnível entre o campo-base, a 2.200 metros de altitude, e o seu cume, a 6.190 metros. O voo, em um monomotor vermelho que sai da vila de Talkeetna e serpenteia toda a cordilheira até nos deixar no glaciar onde estabelecemos o campo-base, é de tirar o fôlego. A partir daí, são mais cinco acampamentos.

O processo de aclimatação é no estilo tradicional, ou seja, escala alto, dorme baixo, ziguezagueando verticalmente a montanha. Nessas subidas, aproveitávamos para fazer o *cache*, que consiste em levar parte da comida ou algum equipamento que não usaríamos no próximo dia e deixar enterrado no gelo, para pegarmos nos dias seguintes, quando mudássemos para o próximo acampamento. Era, também, uma forma de dividir o peso que carregávamos.

A temporada de 2014 foi complicada para quem tentava o cume do Denali, pois o clima, que já é reconhecidamente instável, estava ainda pior. Conseguimos, entretanto, avançar sem sobressaltos até o Campo 4, a 4.200 metros. Estabelecidos após um dia de descanso, levamos as coisas para próximo do Campo 5, ao final de uma rampa com inclinação que chegava a 60 graus, a qual escalamos usando cordas fixas.

Retornamos para o Campo 4 e, a partir de então, precisávamos de uma janela de dois dias: no primeiro dia iríamos até o Campo 5, passaríamos a noite e, na madrugada seguinte, o cume e o retorno para o Campo 4.

Ocorre que não tivemos essa janela. Entrava e saía dia, só o branco da neve. Foram sete dias aguardando. Nosso guia recebia as atualizações sobre o tempo por rádio e, como o clima mudava a todo instante, ficávamos prontos, pois a qualquer momento poderíamos partir. A ansiedade da espera é terrível. A janela, porém, não veio.

Aos poucos a comida foi escasseando. O chá e o café acabaram. A proteína também acabou, sobrando apenas carboidratos. A situação estava ficando complicada, mas adiávamos ao limite uma decisão que no fundo sabíamos que teríamos que tomar. Até que, numa manhã, o líder da nossa expedição nos chamou enquanto tomávamos o parco café da manhã e expôs, com clareza, a situação. Embora ele tenha pretendido que fosse uma decisão compartilhada, ali estava claro: deveríamos descer. Se pegássemos o tempo ruim no campo-base e o avião não pudesse vir nos buscar, ficaríamos sem comida.

Aos 43 anos, eu era o mais velho do time e busquei transmitir serenidade para todos. Mas não estava sendo fácil; justamente na montanha em que eu estava mais forte e para a qual eu estava bem preparado me aconteceu isso!

É claro que quem vai para a montanha tem que saber que essa é uma possibilidade. A experiência nos permite ter um nível de aceitação maior, mas não quer dizer que seja fácil. O custo de oportunidade para estar ali é muito alto: tempo, dinheiro, energia. Voltar, quando física e mentalmente poderia prosseguir, é duro. O que fica é o gosto do fracasso na garganta.

A longa descida até o campo-base e os dias seguintes, entretanto, permitiram-me ruminar o que havia acontecido. Fiquei refletindo sobre o fracasso. Fora mesmo um fracasso? Será que fracasso não teria sido se fôssemos, imprudentemente, contra os limites de segurança que havíamos estabelecido? E se tivesse acontecido alguma coisa comigo ou com os colegas?

Se não foi um fracasso, como definir o que aconteceu? É certo que voltamos antes de tentarmos o cume, mas, ao contrário de uma desistência, foi um recuo. Exatamente; isso mesmo: não foi um fracasso, foi um recuo.

Qual a diferença entre um fracasso e um recuo? Mais que um jogo semântico para me consolar, as palavras guardam significado. O recuo é uma escolha. Já o fracasso, não. Com o fracasso, o que nos resta é lidar com as consequências de uma escolha equivocada. As consequências do fracasso poderiam ter sido fatais. As consequências do recuo, não.

A montanha continuaria lá me esperando. Minha história com o Denali estava longe do fim.

PROJETO MENINOS E MONTANHAS — SOBRE RECONSTRUIR HISTÓRIAS E CRIAR MEMÓRIAS

O ELEFANTE PRESO NO TOCO

No romance *Homens imprudentemente poéticos*, o autor português Valter Hugo Mãe nos conta a história, ambientada no Japão medieval, do artesão Itaro e sua pequena irmã cega, Matsu. Órfãos, Itaro tem a missão de cuidar e prover a sobrevivência de si e de sua irmã.

Assombrado pelo dom de ler o futuro, ao observar o instante da morte dos insetos, Itaro vive dividido entre a curiosidade e o horror de suas descobertas, o que o faz admirar e, secretamente, ansiar pela cegueira da irmã, que, incapaz de enxergar, seria incapaz também de sofrer. Paradoxalmente, seu maior medo, ficar cego, seria também sua libertação.

A obsessão por esse desejo oculto torna-se um destino. Próximo a um ponto de ruptura consigo mesmo, Itaro vai ao encontro desse destino e, antecipando-o, rasga os próprios olhos. Ao expiar seus fantasmas, Itaro liberta-se de suas angústias, tornando-se, finalmente, livre.

É assustador como certos medos ocultos têm o poder de se tornarem profecias autorrealizáveis. Às vezes, elas vêm pelas nossas ações diretas; outras vezes, por meio de autossabotagem.

Como o personagem do romance, eu também caminhava para o meu destino. Em 2015, o ambiente de trabalho estava muito ruim. Eu não tinha mais prazer em estar na empresa, sentia-me sem ar e sem lugar, como se nada daquilo me pertencesse. É como se, inconscientemente, eu soubesse que aquele ciclo estivesse por se encerrar. O que mais me assombrava também me atraía, como uma força magnética.

Ainda hoje eu tenho dificuldade de entender por que eu tinha tanto medo de que isso acontecesse. Penso que tem sua origem lá no início da sociedade, quando montamos a empresa. Aquela decisão não era para ter sido tão definitiva. Faltou-me uma porção de coragem lá atrás para dizer que não, aquele não era o caminho que eu desejava seguir. Eu sou novo, quero concluir o curso, quero conhecer outras possibilidades. Mas não era apenas a falta de coragem. Havia certo de receio de decepcionar as pessoas que, de alguma forma, confiavam em mim.

Tudo isso parece uma grande besteira, na nossa cabeça, as coisas às vezes simplesmente tomam uma proporção que não corresponde à realidade. Por isso são monstros, são fantasmas, são lixo varrido para debaixo do tapete. Mas essa sensação opressora de não querer decepcionar as pessoas acredito que tenha uma origem bem concreta — ou ao menos assim me parece — e, clichê dos clichês, está relacionada à minha relação com meu pai.

Eu sempre fui uma criança responsável com minhas coisas, beirando o chato. Meu quarto era arrumado, meu dever de casa era limpo, ia à missa sem ser obrigado. Claro, também fazia umas bagunças cabeludas, mas, no geral, eu não dava trabalho para os meus pais.

O fato, todavia, é que, quanto mais responsável eu era, mais eu crescia ouvindo o quanto eu era responsável. Até que eu entrei na adolescência e, antes que eu pudesse fazer as besteiras de adolescentes, meu pai certa vez bateu no meu ombro e disse:

— Filho, eu sei que você nunca vai me decepcionar.

Pronto: o elefantinho estava definitivamente com o pé preso no toco.

Quantas vezes eu não teria preferido levar umas chineladas (e meu pai nunca levantou a mão para nenhum dos filhos) a ter posto esse piano nas minhas costas! Meu pai, com aquelas palavras, roubou de mim, um adolescente, a possibilidade de errar. Certamente, essa não era sua intenção. Acho que ele nunca teve a consciência do peso daquelas palavras e de como elas moldaram, para o bem e para o mal, a pessoa que eu me tornei. Moldaram, também, a relação que eu vim a estabelecer com ele, um distanciamento emocional e uma enorme dificuldade de demonstrar afeto (que eu tentaria evitar, desesperadamente, no futuro que acontecesse entre mim e meus filhos. Eu lutaria com todas as forças para aquela não ser uma profecia autorrealizável).

Aquele elefante que, quando pequeno, teve o seu pé amarrado no toco, cresceu sem saber usar a sua força para romper certos grilhões. Além desse fator de natureza psicológica, havia alguns outros elementos, como um aparente sentimento de honra e lealdade com compromissos assumidos. Digo *aparente*, pois, que deslealdade haveria em simplesmente dizer alguns nãos?

Por tudo isso eu acho que eu não encerraria por iniciativa própria a nossa sociedade.

Se eu não ajo, a vida age por mim. Em novembro de 2015, assim que retornei da maratona na Groenlândia, meu sócio, então, sugeriu encerrarmos a sociedade. A Lopes Brasil, que detinha a maioria das ações da Lopes ES, entendeu ser este um assunto pessoal e não se envolveu diretamente, desde que não prejudicasse a empresa.

Embora as condições contratuais que ordenavam a saída dos sócios fossem muito desfavoráveis, naquele momento, devido à fase ruim do mercado, que afetava o desempenho da empresa (e, consequentemente, a sua precificação), o mais difícil para mim era lidar com o longo período de não competição também previsto no contrato: intermináveis oito anos. Isso quebrava as minhas pernas, mas eu queria resolver tudo rapidamente.

Ainda que estivesse com a visão turva pelo calor do momento e pelas incertezas do futuro, eu fiz algumas escolhas cruciais naquele momento. A primeira foi minha intenção de cumprir à risca o que rezava o contrato. Ora, se eu fora homem para assiná-lo lá atrás, deveria sê-lo agora, na saída. Parece elementar e não mais do que obrigação, mas o mundo corporativo está recheado de resoluções contratuais que acabam em litígio, cada parte criando situações para interpretar, questionar e defender seus interesses, por mais claros que estes estivessem expressos. Isso, porém, me levaria a uma situação de autoengano. Eu teria que acreditar que eu não sabia o que havia assinado lá atrás — e isso eu não conseguiria fazer. É claro que nem tudo que é legal é justo ou moralmente aceitável, mas eu teria que conviver com esse sentimento e pagar esse preço.

A segunda escolha, e essa é um desdobramento da primeira, é que eu decidi não brigar. Não por covardia, mas por me conhecer suficientemente bem para saber com que armas eu luto bem. O ambiente de conflito me faz muito mal. Alimentar uma briga que poderia se estender sabe-se lá por quanto tempo acabaria comigo. Eu, que sempre fui o cara de buscar entendimentos, dirimir conflitos, construir pontes, promover o diálogo, como entraria numa briga? Eu precisava era de paz, ainda que seu custo financeiro e emocional fosse alto.

Finalmente, não assumiria, em nenhuma hipótese, o papel de vítima. Não ficaria de lamentações. Para não correr o risco de falar o que eu não queria, procurei falar pouco e com o mínimo de pessoas possível.

O que me movia naquele momento era andar, seguir em frente. Eu precisava ficar em movimento, ainda que sem clareza de para onde ir. Para isso, eu tive que estabelecer uma relação diferente com o dinheiro: ele precisaria cumprir outro propósito, além de prover segurança e me ajudar de outras maneiras, pois certas escolhas que faria adiante demandariam elevados custos. Há o momento de ganhar e o momento de gastar. Eu sabia que entraria em um momento em que precisaria cortar na carne. Se eu pensasse com o bolso, eu não apenas não conseguiria cumprir as determinações a que havia me comprometido como ficaria vivendo no passado, e tudo o que eu precisava no momento era olhar para a frente. Tudo isso era muito difícil, pois vai contra a nossa natureza mais básica de, na dor e na perda, buscar nos defendermos pela força ou justificarmos nossas atitudes pela vitimização.

No início de dezembro de 2015, apenas um mês após nossa decisão de encerrarmos a sociedade, assinamos os documentos finais da minha saída da empresa. No meu retorno para Vitória, voltando de São Paulo, saí do aeroporto e, quando dei por mim, fui direto para a empresa, agora minha ex-empresa. Pedi para falar com o meu ex-sócio. Entramos em uma sala e eu o agradeci pelos anos da nossa sociedade. Com todo o desgaste que uma situação dessas normalmente traz, achei que merecíamos aquele gesto.

Não sei explicar direito, mas era como vender meu carro e fazer questão de entregá-lo limpo e brilhando ao novo dono. Acho que era uma maneira de eu expressar gratidão por tudo que Deus me havia concedido até aquele momento, pelos momentos que eu tinha vivido, e, no caso da Lopes, pelas pessoas que eu tinha conhecido. Foi uma bela história! Eu precisava disso para seguir em frente.

Pronto, estava consumado. Eu ainda vivia o luto e o viveria por um bom tempo. Estava sem chão e o meu futuro próximo era incerto; mas no fundo, lá no fundo, era chegada a hora de ir ao encontro do meu destino, de viver o momento que eu tanto temia, mas que sabia que, cedo ou tarde, eu viveria. A profecia autorrealizável, enfim, acontecera. O medo tomava conta de mim, como de um menino que se sente sozinho. Mas nos momentos em que eu conseguia me conectar comigo mesmo, eu acalmava esse menino (ou ele me acalmava) e eu queria acreditar que o tempo seria meu amigo.

COMO EU GOSTARIA QUE MEUS FILHOS SE LEMBRASSEM DO PAI DELES?

Os dias depois da minha saída da Lopes foram de muita angústia. Além das dificuldades práticas, impostas pela realidade, havia outras imaginárias, monstros de papel. Ficava sem lugar, acordava de manhã e não tinha mais a minha rotina de décadas. Até a adaptação a coisas elementares causava-me uma estranheza. Por exemplo, eu só utilizava o e-mail corporativo da Lopes, logo, criar uma conta pessoal no gmail foi estranho, misturando a sensação de um reinício e — por que não? — uma certa libertação com a sensação de perda de identidade e da própria história.

Certo dia fui para a casa dos meus pais. Estava exausto por noites insones e pela cabeça ainda presa a um sentimento de perda e um medo enorme da vida, e não conseguia me livrar. Naquele momento, acho que eu queria voltar a ser criança, ter a proteção dos meus pais, ficar sob as suas asas apenas, sem precisar dizer nada. Lembro-me de ter deitado a cabeça no colo da minha mãe e adormecido, talvez por não mais que dez ou quinze minutos, mas que pareceram horas.

Eu lutava para me conectar comigo mesmo novamente, recuperar o meu chão, sair daquele sufocamento e voltar a respirar, mas todo esforço parecia em vão. Então, qual o lugar que me proporciona o reencontro com a minha essência e as minhas forças? Claro, a montanha! Assim que terminou o Natal, pensei em fazer uma viagem para a montanha, dessa vez com meus filhos. Já havíamos ido ao Pico da Bandeira e feito algumas aventuras na Patagônia e no Atacama, mas, agora, eu queria proporcionar-lhes o gosto de viver uma expedição, dormir em barraca, comer comida de montanha; o desafio de uma sequência de dias em atividade intensa, o merecido descanso do fim do dia, o fazer nada, a conversa fiada, o frio no estômago de chegar ao cume e a volta para casa.

Pensei aonde levá-los e logo veio a ideia de realizar mais um sonho: o Monte Roraima! Convidei eles e meus sobrinhos, que também toparam na hora. E seria logo, sem nem tempo para pensar. Em meados de janeiro já embarcaríamos.

Com 2.810 metros de altitude, o Monte Roraima é a 7ª montanha mais alta do Brasil e a que possui o cume mais extenso do mundo, com aproximadamente 90 km^2. Isso se deve à sua formação com o topo aplainado, em formato de mesa — *tepui*, na língua pemon. Localizado na fronteira entre o Brasil, a Venezuela e a Guiana (inclusive há o marco da tríplice fronteira no seu cume), a formação remonta a 2 bilhões de anos.

O Monte Roraima já inspirou livros, novelas e filmes. Sir Arthur Conan Doyle inspirou-se nas suas paisagens e lendas para criar um dos seus livros mais emblemáticos, *O Mundo Perdido*. *Jurassic Park* também foi inspirado nas suas formações e a animação *UP, altas aventuras*, da Pixar, aquele do velhinho e sua casa suspensa por coloridos balões, utilizou-o de cenário.

Enfim, um clássico do *trekking* brasileiro e mundial. Existem várias opções de roteiros para o Roraima e nós optamos pelo mais completo, que compreendia, além de conhecer seus marcos mais famosos, cruzar todo o seu topo de um lado ao outro, mergulhando nas paisagens únicas, de fauna e flora endêmicas, tomando banho nos poços, maravilhando-nos com a visão das cachoeiras despencando de suas paredes verticais, vivendo a dança das nuvens por dentro delas, convivendo com Fátima e Cheo, nossos guias, e com os outros participantes da expedição.

Eu sempre ficava preocupado em forçar a barra ao chamar os meninos para essas aventuras, e temia que isso pudesse surtir o efeito inverso, ou seja, ao invés de nos aproximar, afastar-nos, e eles tomarem raiva das montanhas, tamanho o perrengue que teriam sido "obrigados" a passar, comigo e por minha causa.

Certa vez, fomos para o Amazonas para comemorar o aniversário de dez anos do Davi. Ele, com o avião ainda taxiando na pista do aeroporto de Vitória, começou a enjoar e a vomitar. Eu só pensava: *Meu Deus, e eu levando o menino para passar quatro dias no barco; ele vai morrer.* Por sorte, as águas suaves do rio Negro não lhe fizeram mal.

Nessa viagem ao Roraima, o João, enquanto caminhávamos para o embarque, virou-se para mim, em tom de brincadeira — que eu bem sei que guarda todos os fundos de verdade — e falou, citando Kübler-Ross:

— Pai, sabe os cinco estágios do luto? Pois é, eu ainda estou no quarto, o da depressão. Já passei pela negação, raiva e barganha. Logo eu chegarei no da aceitação.

Ri que não me aguentava, acho que de nervoso. Como pode um menino de doze anos me sair com essa? E ainda teríamos doze dias de viagem pela frente. É ou não é de desesperar? Não por acaso hoje ele estuda psicologia.

Mas dessa vez, com os primos junto, esse risco deixou de existir, pois eles se bastam e, em certa medida, quanto pior o programa, mais eles se divertem e criam memórias.

Viver novamente a montanha e respirar seus ares me trouxe paz e descanso, ao menos por aqueles dias.

Não muito depois dessa viagem, uns meses apenas, outro tijolo de consciência, com todo o seu senso de urgência, caiu na minha cabeça: *Meu Deus*, pensei, *o Davi está com dezesseis anos e o João com doze. Foi mais ou menos a idade em que eu me afastei afetivamente do meu pai e em que a nossa intimidade passou a me causar um enorme desconforto.*

Nesses surtos de consciência, eu ajo mais por impulso do que pela razão, e só vinha à minha mente que aquilo não poderia acontecer entre mim e meus filhos. Eu não permitiria, jamais. Ao mesmo tempo, eu me perguntava como meus filhos se lembrariam de mim se eu faltasse, ou como eu gostaria que eles se lembrassem de mim. Não queria que fosse como aquele pai emocionalmente distante; queria o pai forte, presente, sereno, pleno no momento, leve, talvez até um pouco divertido. Queria o "eu" das expedições de aventura e só havia uma forma de apresentar essa pessoa, agora com mais intencionalidade, para eles: lá, nas montanhas!

Súbito, meio no desespero, pensei em um projeto de subir com eles as dez montanhas mais altas do Brasil, projeto esse que um amigo logo batizou de Meninos e Montanhas. Chamei-os para conversar, pois não tinha um dia a perder; expliquei-lhes o projeto e, com medo da resposta que ouviria, perguntei a eles o que achavam. Sem titubear, os dois toparam. A maneira entusiasmada com que eles reagiram me surpreendeu. Será que a semente estava plantada?

Bem, o Monte Roraima, uma montanha de logística mais complicada devido ao tempo e à distância, já fora cumprido. Embora já tivéssemos feito o Pico da Bandeira, terceira maior montanha do Brasil, com 2.890 metros, logo organizamos uma nova expedição para o Caparaó, para fazer o Pico do Cristal, de 2.769 metros, sexta montanha mais alta do projeto. Aproveitamos e refizemos o Bandeira, também.

O Pico do Cristal é, para mim, a mais bela montanha do Caparaó. Como está muito próxima do Bandeira, seu irmão mais alto e famoso, é uma joia pouco explorada. Sua escalada é mais divertida, pois envolve um trecho final de "escalaminhada". Das vezes em que estive no seu pico, nunca encontrei ninguém lá, além dos que me acompanhavam — diferentemente do Bandeira, onde não raro há uma pequena multidão.

Nessa expedição, além dos meus filhos e dos primos, alguns amigos nos acompanharam. Meu pai também foi conosco, mas ficou nos esperando na pousada, lá embaixo.

Monte Roraima, Bandeira e Cristal: já eram três!

Mais dois anos se passariam até que encarássemos uma nova etapa, dessa vez no Maciço do Itatiaia, no estado do Rio de Janeiro, um dos berços da escalada nacional. Lá poderíamos cumprir mais três montanhas do projeto: o Morro do Couto, a 2.680 metros (8ª); a Pedra do Sino, a 2.670 metros (9ª) e Pico das Agulhas Negras, a 2.790 metros (5ª). Nas bordas da Serra da Mantiqueira, o Parque Nacional de Itatiaia é composto de uma parte mais baixa, repleta de matas densas e cachoeiras, e da parte alta, com suas montanhas de picos rochosos e pontiagudos, um cenário único, lindo e gelado no inverno, quando as temperaturas muitas vezes são negativas.

Esse foi o caso quando estivemos lá. Final de julho de 2018, as manhãs e noites eram absurdamente frias e os dias ensolarados e agradáveis, especialmente quando estávamos em movimento.

De repente, o nosso projeto tomou uma dimensão maior do que eu esperava. Nessa etapa, novamente, além dos primos e do meu pai, esperando-nos com seu bom humor e acolhimento na pousada, foram alguns amigos — dentre eles o Vinícius, meu treinador, com seu pai, o João Luiz. Este é uma figura à parte: professor de remo do tradicional Clube Álvares Cabral, em Vitória, o João Luiz é um senhor pequeno, magro, um pouco calvo, mas com os olhos de uma criança levada. Quando o conheci, foi ainda em Vitória. Vinícius combinou comigo de fazermos uma corrida longa, uns 15 quilômetros, em um sábado, quando subiríamos o maciço central da ilha de Vitória — ou seja, seria um treino duro e, como eu estava muito bem condicionado, minha ideia era impor um ritmo forte.

Na véspera, ele me disse que seu pai nos acompanharia. *Ok, né, fazer o quê? Perdi meu treino*, pensei eu. Pois bem, nos primeiros 2 quilômetros eu já estava com a língua para fora, correndo em um ritmo que nunca havia corrido antes, para tentar acompanhar aquele senhorzinho franzino. Bem-feito para mim, quem mandou julgar os outros? Já era para eu ter aprendido isso! No Itatiaia, essa criança de 68 anos, disciplinada em aprender e competitiva com a própria sombra, emocionou-nos, ao final, quando agradeceu ao Vinícius, chorando, por tê-lo levado a um lugar tão bonito e o apresentado às montanhas.

Foram três dias de sonho, um para cada montanha, e saímos de lá com mais três montanhas do projeto completadas. Agora eram seis! Mais do que números, porém, saí daquela expedição com a certeza de que o objetivo pelo qual o projeto Meninos e Montanhas havia sido criado — não deixar que eu me afastasse dos meus filhos e plantar boas recordações do seu pai nos seus corações — estava cumprido. Não, aquela não era e não precisava ser uma profecia autorrealizável; a minha história com meu pai não precisaria se repetir com meus filhos. Havíamos criado intimidade: eu podia beijá-los e era correspondido, eu conseguia dizer que os amava, olhando-os nos olhos. Eu tirava um peso das costas, sentia um alívio gigante e era grato a Deus por ter permitido que vivêssemos a experiência que acabáramos de viver.

Enquanto eu salvava a minha relação com meus filhos, eu começava a reconstruir minha reaproximação afetiva com meu pai. Tudo isso proporcionado pelas montanhas.

Ah, e o projeto? Bem, logo vieram os vestibulares; alguns mudaram de cidade, e reunir todo mundo tornou-se mais difícil. Mas está tudo bem. Com a missão já cumprida, para que pressa?

Ainda assim, em julho de 2024, fizemos a travessia da Serra Fina, na Mantiqueira, onde estão a Pedra da Mina, com 2.798 metros (4ª) e o Pico dos 3 Estados, com 2.665 metros (10ª). Agora só falta levá-los ao Pico da Neblina, com 2.995 metros e ponto mais alto do Brasil, aquele mesmo, onde tudo começou, e no seu vizinho, Pico 31 de Março, o segundo mais alto, com 2.975 metros. Enquanto isso vamos subindo outras montanhas por aí...

MONTE EVEREST – SOBRE QUANDO AS ESCOLHAS TORNAM-SE DESTINO

MEU SANGUE DE VOLTA

Àquela altura, meados de 2018, eu já havia tomado algumas decisões profissionais: o *no compet* que eu tinha com a Lopes me permitia continuar trabalhando no mercado imobiliário ligado à marca Lopes, em um modelo de franquia, ainda que com muitas restrições à minha autonomia. Essa era uma alternativa muito difícil para mim, pois eu já não tinha nem queria ter mais nenhum vínculo com a marca. Aquilo era passado e, definitivamente, meu futuro não contemplava prolongar uma relação com meus antigos sócios.

Eu tinha, entretanto, as contas para pagar e precisava trabalhar; de maneira que, ainda que temporariamente, aquela se mostrou a alternativa possível — e assim eu fiz. Isso me prendia a um passado que eu queria e precisava deixar para trás, mas, se eu queria cumprir o compromisso assumido, precisaria esperar mais, bem mais. Precisaria de uma paciência e uma resiliência que ainda estavam em construção.

Como meu coração não estava lá, eu tinha que buscar um lugar para alocá-lo. Uma forma que encontrei foi me voltar para os estudos. *Vou aprender alguma coisa*. Foi quando decidi fazer o mestrado no Insead, Executive Master in Change. Sim, o Insead, lá de trás, me dava uma nova chance. O tempo sendo amigo! Nesse formato de mestrado executivo eu iria a Fontainebleau, na França, uma vez a cada sessenta dias, por oito módulos, tendo cada módulo a duração de quatro ou cinco dias intensos. No período entre módulos, muita literatura e atividades em grupo.

Se o meu trabalho ainda era fonte de sofrimento, o curso era mais que um refúgio, era uma janela para um mundo novo. Trinta e seis colegas de dezoito países diferentes, pessoas inteligentes, um curso sobre "mudanças" em uma das melhores escolas de negócios do mundo. Isso tinha tudo a ver com o meu momento de vida. Minha cabeça fervia por conhecimento!

Nos dias que antecederam o primeiro módulo, aconteceu um fato curioso, assustador e bastante simbólico: devido ao meu tipo sanguíneo, O–, doador universal, tenho o costume de doar sangue, a cada três meses, desde que era adolescente, hábito que herdei do meu pai ao acompanhá-lo, quando criança, aos bancos de sangue, pois temos o mesmo tipo.

Naquele dia, fui fazer a doação em um banco em que nunca havia estado antes. Após os procedimentos de triagem, fui encaminhado para a sala de doação e deitei na poltrona. A enfermeira, não sei se por inexperiência, furou meu braço com a agulha, mas o sangue não jorrou, apenas sujou a cânula de vermelho. Ela insistiu um pouco — e nada. Aquilo me causou uma sensação horrível. Isso nunca tinha acontecido e fiquei assustado. Onde está o meu sangue rico, forte, intenso, que alimenta a mim e ainda ajuda os outros?

Sem graça, a enfermeira encerrou o procedimento e disse que eu poderia pegar o atestado na recepção.

— Que atestado? — disse eu a ela. — Eu estou aqui como voluntário. Quero lá saber de atestado? Quero saber do meu sangue! Fure o outro braço, por favor, vamos tentar novamente.

Ela, um pouco assustada, refez o procedimento no braço esquerdo. Agora, sim, lá estava ele: meu sangue, vermelho-escuro, jorrando em abundância e cumprindo a sua missão. Meu sangue está correndo nas minhas veias novamente!

A PERGUNTA PRESA NA GARGANTA

— Roger, e se eu quiser, realmente, fazer uma mudança profissional na minha vida?

Essa foi a pergunta que eu, direto, objetivo e revestido de uma coragem que tive que buscar sabe-se lá em que profundeza da minha alma, lancei para o Roger, professor e um dos coordenadores do mestrado no Insead, enquanto almoçávamos juntos no sábado, último dia do nosso terceiro módulo, em julho de 2017.

Embora essa questão já me rodeasse, com insistência, havia algum tempo, a verdade é que ela sempre foi um fantasma a assombrar minha cabeça. Admitir isso, porém, falar em voz alta, além de difícil, tornou o processo irreversível. Abriu a caixa de Pandora.

Nelson Rodrigues dizia que "há coisas que não se confessa nem para o padre, nem para o psicanalista e nem para o médium, depois de morto". A inquietação profissional já era uma velha companheira, mas admitir uma mudança de carreira? Bom, esse era um problema que eu não ousaria falar nem para o espelho com a luz apagada.

Por que tanta dificuldade para tratar desse tema? O que se escondia por trás desse receio? E, de repente, lá estava eu, olho no olho, confessando ao Roger, com todas as letras, esse meu pesadelo.

Falei do meu desestímulo, do meu sentimento de inadequação e de quão fina é a linha que me prende ao meu atual negócio hoje. Disse que meu desejo era cortar essa linha e me deixar ir, encontrar um novo lugar para mim.

Talvez eu quisesse que o Roger dissesse: "É isso mesmo, Gustavo, acabe com isso de uma vez, largue essa pedra e siga sua vida. Tenha coragem e vá em frente!". Não foi, todavia, nada disso que eu escutei do meu querido professor. Ele, calmamente, com toda a sabedoria de quem talvez já tenha visto aquilo um milhão de vezes, com um sorriso leve no rosto virou-se para mim e falou:

— E quem disse que você precisa ocupar um único espaço na sua vida?

Essa resposta foi quase como uma epifania para mim, tamanho sentido que fez. Eu tinha um mundo de possibilidades à frente, mas não necessariamente precisaria abrir mão daquilo que eu sempre fiz, e fiz bem, durante toda a minha vida, onde eu era referência e tinha autoridade, o meio pelo qual eu construíra tudo que eu tinha até aquele momento, incluindo o pagamento daquele curso caro; era de lá que vinha o meu sustento e o da minha família.

Ele situou-me dentro de um processo de transição que acontece etapa a etapa; recomendou-me, ao mesmo tempo, alguma cautela quanto a súbitas decisões, mas que também não ficasse nem paralisado nem voltado apenas para reflexões internas. Que conversasse com pessoas e fosse buscando, tateando, experimentando novas possibilidades. Disse-me, também, que eu não precisava pensar o mundo pela ótica de pertencer a apenas um lugar.

Recomendou-me a leitura do livro *Working Identity* (sem tradução para o português). Logo veria que suas sugestões estavam bem alinhadas com o que Hermínia Ibarra, a autora do livro, viria a descrever como uma abordagem de teste e aprendizado (*testing and learning approach)*.

Procurei, então, seguir o roteiro que ele recomendou. A primeira sensação que senti, assim que comecei a ler o livro da Ibarra, foi de alívio: "Problemas com sua carreira profissional? Pegue a senha e vá para o fim da fila". Ou seja, não sou o único! Ainda que compartilhar agruras não traga em si nenhuma solução, é um importante e necessário primeiro passo, uma vez que atenua a sensação de inadequação.

Uma das etapas propostas pelo livro correspondia a buscar novas conexões, conversar com pessoas que poderiam ter passado por situação semelhante à minha ou que pudessem me dar algum tipo de contribuição.

Dentre várias conversas, duas, em especial, merecem destaque:

A primeira delas foi com Marc Le Menestrel. Marc é um cientista em tomada de decisões. É professor da Universidade Pompeu Fabra, em Barcelona, bem como do Insead. Mas algo mais me atraiu no Marc: ele é um escalador fora de série.

Marc trabalha com uma das mais importantes questões do nosso tempo: como escolhas éticas influenciam as decisões racionais, o que ele chama de "racionalidade ética". Segundo ele, há uma "zona cinzenta", onde as ações das pessoas não seriam puramente éticas ou não éticas, mas nossa capacidade de efetuar esse julgamento normalmente é comprometida por emoção, interesse, hábitos, contexto cultural ou ambiente de trabalho.

Realmente, o tema do seu estudo é fascinante. E eu preparei uma série de perguntas sobre esse assunto para ele, como: qual a diferença principal entre a racionalidade ética e a racionalidade econômica clássica? Como valores subjetivos, como ética ou propósito, podem ser mensurados? Fiz uma lista de seis perguntas para o nosso encontro e, enquanto eu estava concentrado nelas, a conversa não fluiu. Ele se limitava a dizer:

— Isso está bem descrito no artigo "x".

De um lado, eu não sabia o que fazer e, do outro, ele já demonstrava sinais de impaciência. *Isso não está funcionando*, pensei. Então, eu fechei o caderno e disse:

— Marc, posso te fazer uma pergunta pessoal? Como você usa a experiência do montanhismo no seu trabalho?

Naquele momento ele abriu um sorriso de canto de boca, como se dissesse "Finalmente!", e me convidou para caminhar pelos gramados do campus (nós havíamos marcado um café da manhã na lanchonete no Insead). Aí, sim, a conversa fluiu por longo tempo.

Enquanto eu conversava com ele sobre essa identidade em transição que eu estava vivendo, ele virou-se para mim e falou:

— Você precisa morrer antes de morrer. Você precisa ter uma experiência de morte. Você precisa perder essa batalha. Assim, você vai ficar apenas com o que é realmente importante para você.

A segunda conversa foi com o executivo Max Metcalfe. Naquele almoço, Roger havia falado comigo de uma organização chamada Leaders' Quest. Não disse muito mais. Falou para eu pesquisar a respeito dela e entrar em contato, caso me interessasse, com Max, um de seus sócios. A Leaders' Quest atua no desenvolvimento de executivos e empresas em todo o mundo e baseia essa atuação no método de aprendizado pela experiência, o *learning experience*.

O processo de agendamento foi semelhante ao do Le Menestrel, mas agora meu interesse estava em entender um pouco mais como ocorria esse processo de *learning experience*. Também marcamos um café da manhã em uma estação de trem, e foi quando ele me disse:

— Eu gosto de trabalhar com o *learning experience* porque eu não acredito, ou melhor, eu cansei de ver a limitação dos cursos tradicionais para executivos. Eles não fazem conexão emocional, logo, não transformam. As pessoas terminam um curso ou um seminário tradicional animadas, vão embora para suas casas, mas são logo dragadas pela rotina para o mesmo. O modelo de *learning experience* é baseado em três pontos: experiência, reflexão e ação. Normalmente, são situações não apenas inspiradoras, mas altamente provocativas e, em alguns casos, disruptivas mesmo, do modelo mental de percepção do mundo.

MONTANDO O QUEBRA-CABEÇA

É impressionante a identificação de sentimentos dos relatos de pessoas que passam pelo processo de mudança ou ajuste na vida profissional. Eu poderia usar como minhas as palavras que Martin Jensen, um colega do curso, usou em um artigo sobre este tema: "dor, sofrimento, medo, ansiedade".

Mas esses sentimentos são efeitos, e não causas.

As causas estão expostas através de outras palavras, também fartamente presentes nesses relatos: "sonho, propósito, valores, ética".

Entre as causas e os efeitos, a dura realidade está marcada, aqui, através das palavras: "negócios, lucro".

Será que esse olhar mais humano e as habilidades emocionais (logo, intangíveis) podem alterar a maneira como as pessoas vivem e trabalham, bem como a maneira como as corporações se preparam para o futuro? Essas habilidades são determinantes ou são apenas acessórios bonitos de se ter na vitrine?

Fiz exatamente essas perguntas ao Max Metcalfe. Ele disse:

— Essa resposta não é tão simples. Provavelmente, as habilidades tradicionais ainda são as determinantes. Mas isso por ainda não se ter um modelo substituto seguro. Há uma consciência velada, tanto dos executivos quanto das empresas, de que esse modelo de relacionamento esgotou-se. O custo humano está muito alto. Ninguém aguenta mais, ou as pessoas aguentam cada vez por menos tempo.

Conciliar negócios com valores éticos; lucro com propósito; dinheiro com sonho: não, eu não me encontrava em uma encruzilhada. Eu estava, isso sim, em um ponto de não retorno.

JUNTANDO PAIXÕES

A possibilidade de conciliar paixões trouxe mudanças imediatas na minha vida e em como eu desejaria, a partir daquele momento, despender meu tempo e minha energia no trabalho.

A primeira delas foi um ajuste, uma correção de rota, em relação à minha atuação no mercado imobiliário. Decidi deixar o varejo e me concentrar no que eu realmente gosto de fazer: planejar, desenvolver e estruturar negócios. Em função da minha jornada no mercado, não raro os proprietários de áreas me procuravam, no intuito de achar uma solução para seus imóveis.

A maioria desses bens são familiares — pais e filhos, irmãos, esposas e filhos dos filhos. Quando se trata de negócios de família, toda uma dinâmica interna muito particular, para além da racionalidade, parece reger as decisões. Mágoas, desconfianças, vaidades de um lado; amor, elos sanguíneos, recordações do outro. Aliás, tudo misturado, um verdadeiro milkshake de emoções e paradoxos e, muitas vezes, ainda sob a sombra do luto.

Nesse contexto, não era incomum, quando chegavam a mim, já haver uma ou várias tentativas malsucedidas de negociação daquele patrimônio.

Fica evidente que o trabalho somente daria resultado mediante uma alta dose de confiança mútua por parte de todos os envolvidos. Estabelecer essa confiança deveria ser o meu objetivo primário.

É aí que entra na equação a minha segunda paixão: os conhecimentos que vinha adquirindo no mestrado e como aplicá-los, não apenas para melhorar o meu nível de autoconsciência e para tomadas de decisão importantes, mas na prática, no meu trabalho. Ou melhor, como os conhecimentos sobre esse teatro interno que todos nós vivemos poderia refinar o meu trabalho e reposicioná-lo.

Estabelecer essa confiança era, em boa medida, saber ouvir, ou praticar uma escuta ativa, baseada em entender a pessoa, o que a move e a faz agir e pensar daquela forma. Trazer à tona questões que talvez nem a própria pessoa tivesse plena consciência, mas com cuidado (não se trata de uma sessão de terapia).

Isso costuma levar tempo, às vezes anos. Assim, o outro ponto para receber essa confiança era ter paciência, respeitar o tempo de maturação de cada um. Paciência não costuma ser um ativo das pessoas que atuam com negócios e com vendas, muitas vezes reféns do imediatismo.

Confiança: saber ouvir, ser paciente. Essa regra mostrou-se bem acertada nesse meu novo posicionamento.

Havia, contudo, uma terceira paixão que eu desejava trazer para aquele jogo: as montanhas. Como fazê-lo, todavia? Talvez devesse ser um outro chapéu, uma atividade paralela? Afinal, como disse o Roger, quem disse que eu preciso ocupar um único espaço?

Se não sabia ao certo o que fazer, sabia por onde começar: desenvolveria a minha dissertação do curso, aliando elementos de alta-montanha e do mundo corporativo. Outra faísca acendeu um fogo dentro de mim: é chegada a hora de concluir o Projeto 7 Cumes.

Era a primeira vez que eu assumia que sim, queria terminar o Projeto. E isso incluiria o Everest. Estávamos em março de 2018.

MUDANDO DE LUGAR

Mudar de lugar é sempre difícil, inclusive quando é uma mudança de lugar literal. Decidi ir para uma sala em um edifício comercial. Com uma estrutura menor, estaria mais livre para desenvolver outras atividades e viver a vida que eu começava a desenhar.

Esse processo, mesmo sendo uma escolha e mesmo que eu desejasse que fosse pra melhor, me fez revisitar velhos fantasmas e, subitamente, eu me vi mergulhado em um caldeirão de estresse e ansiedade. Habituado a ser conduzido pelas mudanças, naquele momento eu as provocava. Era uma posição nova para mim, que gerava exposição e risco.

Além da mudança de posicionamento e de ambiente físico de trabalho, eu, finalmente, havia assumido que queria concluir o Projeto 7 Cumes. Para isso, precisaria voltar no Denali, no Alasca e buscar o Everest. Sem perder tempo, tracei, para aquele mesmo ano de 2018, no final de maio, meu retorno ao Denali. Se tudo corresse bem, no ano seguinte, 2019, tentaria o Everest.

Restavam-me pouco mais de dois meses e tratei de apressar os preparativos. Como já havia estado lá, as decisões foram relativamente rápidas. Intensifiquei o treinamento mais específico de montanha, escolhi o guia e a data. Sabia o que e onde precisaria comprar alguns equipamentos para reposição.

Eu sempre tive dificuldade em lidar com as situações que eu não consigo abraçar por inteiro, por isso nunca havia assumido o 7 Cumes como um projeto de fato. Como saber se daqui a um ano ou dois eu poderia viajar para determinada montanha? Quanta coisa pode acontecer até lá? Ora, se não posso estabelecer uma meta com prazo, como posso ter um projeto? Por isso, mirava sempre a próxima montanha. Por mais que demorasse a acontecer, essa forma era mais controlável, ou ao menos era essa a minha impressão.

A ansiedade por esse porvir e a impossibilidade de controlá-lo fez meu organismo reagir: eu não consegui lidar com mudanças tão profundas. Eu sucumbi. No final de abril, comecei a sentir um desconforto na lombar, nada diferente do que eu já havia sentido tantas outras vezes. E também tratei como das outras vezes. Até que, no início de maio, ao fazer um movimento absolutamente ordinário para levantar, eu senti uma pinçada mais profunda na lombar. Aquilo não parecia ser igual às outras vezes, e, definitivamente, não era. Era a pior dor que eu já experimentara até então. Não tinha posição — deitava, ficava de pé, ajoelhava, e nada! Nos dias seguintes, após consultas e exames de ressonância magnética, foi detectada uma hérnia de disco. Juntamente com diagnósticos tão diferentes quanto urgentes emitidos pelos médicos que consultei, a difícil decisão a ser tomada: operar ou tratar?

A duas semanas do embarque, com tudo já pago, minha segunda tentativa de fazer o Denali morria ainda no ventre, antes mesmo de nascer. Mas não era apenas isso; revestido de coragem com a "nova vida" que eu traçara, tinha feito inúmeros planos: levaria Davi para o módulo do mestrado de julho em Fontainebleau, onde pretendia correr pelas florestas da região, andar de bike e fazer boulder (modalidade de escalada em formações rochosas ou paredes artificiais de até 6 metros sem o uso de equipamentos de segurança) em algumas de suas rochas, visto que lá é um local famoso para a prática de escalada em rocha. Também iríamos para o Itatiaia, no Rio, cumprir mais uma etapa do Meninos e Montanhas; além do Everest, no ano seguinte. Tudo aquilo estava comprometido.

Fisicamente, a hérnia fez com que eu perdesse o meu movimento de alavanca e sustentação com a ponta do pé esquerdo. Por mais que eu me concentrasse, eu não conseguia movê-la. Simplesmente não respondia ao comando do cérebro. Era como se essa parte do meu corpo tivesse sido desligada da tomada.

Fui em uma clínica onde havia um centro integrado de tratamento ortopédico, com médicos, osteopatas e instrutores de pilates. Ao me consultar com um osteopata, ele, vendo minha angústia, disse:

— Juarez, calma!

Ele me deu uma folha em branco e uma caneta, e pediu que eu escrevesse os meus planos para os próximos doze meses e entregasse a folha para ele. Ele pegou, leu com calma, riscou o Denali, corrida e escalada em Fontainebleau, deu um ok para Itatiaia e Everest. Assinou a folha e me devolveu.

Uau! Ele pode ter sido ousado, atrevido, prepotente, irresponsável, ou ser, realmente, muito bom, mas, afogando em um mar de incertezas, ele me jogou uma boia de esperança. Eu a agarrei!

Segui o tratamento com ele e com o médico ortopedista que atendia em parceria com ele, além das atividades específicas de recuperação com o trabalho funcional.

Os exames para medir o impacto da lesão no nervo indicavam que havia um dano permanente. Eu recuperara a sensibilidade, mas continuava sem força de sustentação. Em que grau, ainda não era possível precisar. Aquele diagnóstico, entretanto, não alterou o plano de recuperação e, assim, eu segui, com disciplina e persistência. Nisso eu era bom.

UM JEITO DIFERENTE DE SUBIR O EVEREST

Os planos relacionados ao 7 Cumes estavam na prateleira. Denali, cancelado; Everest, com pouca probabilidade.

Restou-me fazer outro mergulho nas montanhas — em especial, no Everest. Decidi fazer minha dissertação sobre tomada de decisões em condições de extrema pressão: "Tomando decisões no ar rarefeito: armadilhas e forças na mente de pessoas que subiram o Everest".

O argumento da dissertação foi fundamentado no conceito de tomada de decisão da economia comportamental. Ao contrário do que propõe a economia clássica, segundo a qual as pessoas tomam decisões baseadas exclusivamente na racionalidade, a economia comportamental sugere que, humanos que somos, nossas escolhas são influenciadas por uma série de vieses comportamentais; logo, estão sujeitas a armadilhas e a equívocos.

Eu busquei fazer associações entre o montanhismo e o ambiente corporativo, analisando como a mente desses montanhistas funciona na altitude; as armadilhas psicológicas causadas pela confusão mental a que estão sujeitos, como mitigá-las e como tomam decisões que podem colocar em risco sua vida ou a de seus companheiros. Para tanto, entrevistei diversos montanhistas que já haviam estado no Monte Everest, dentre eles Rosier Alexandre, Manoel Morgado e Cristiano Muller.

Além de cumprir o método científico necessário a um trabalho acadêmico, foi fascinante conversar com essas pessoas e conhecer um pouco mais sobre suas experiências. Indiretamente, aquele mergulho profundo no Everest, pela perspectiva de pessoas que já haviam estado lá, viria a me ajudar na minha própria expedição. Foi nessa ocasião, também, que eu conversei com o americano Alan Arnette, veterano de quatro expedições ao Everest. O Alan mantém um blog sobre alta-montanha, acompanha anualmente as expedições ao Everest e tornou-se uma das maiores referências mundiais no assunto. Essa aproximação e a amizade que desenvolvemos revelaram-se cruciais para decisões importantes que eu precisaria tomar durante a minha escalada.

Minha recuperação da hérnia de disco vinha progredindo, mas ainda me sentia inseguro em manter os planos de escalar o Monte Everest. Assim, imediatamente à entrega da dissertação, em novembro de 2018, eu embarquei para a Bolívia com o intuito de me colocar à prova, de fato — de fazer um tipo de *test drive*.

Faria um *trekking* em altitude e subiria um dos clássicos da Cordillera Real, uma parte dos Andes bolivianos, o Huayna Potosi, próximo a La Paz, com 6.088 metros.

A Bolívia é um lugar simplesmente incrível e um dos melhores destinos de montanhismo do mundo, em minha opinião. Além disso, ainda preserva uma autenticidade cultural, o que a torna uma experiência completa.

Tendo realizado aquilo a que me propus, voltei da Bolívia decidido: *Será agora. Em março eu embarco para o Everest.*

Juntamente com dois amigos de Vitória, Cesinha e Giuliano, criamos o projeto Capixabas no Everest. Cesinha e Giu iriam comigo até o campo-base e escalaríamos juntos o Monte Lobuche East, de 6.119 metros e, então, eles retornariam para Vitória. Eu permaneceria lá por mais quarenta dias para tentar o cume do Everest.

Escolher a empresa à qual você se juntará costuma ser um passo difícil para quem se propõe a escalar o Everest. O Everest é um negócio e, como tal, existe todo tipo de serviços, preços e qualidades disponíveis. No meu caso, a escolha foi um tanto simples. Optei pela CTSS, Climbing the Seven Summits, empresa recém-criada pelo Mike Hamill, o guia que liderou minha expedição na Antártica. Na ocasião, eu fiquei profundamente admirado com sua capacidade de organização, gestão e liderança. Além do mais, ele já me conhecia, sabia no que eu era forte e em que precisaria da sua ajuda.

A partir de agora, era intensificar os treinos e não me deixar consumir pela ansiedade até o dia do embarque, 31 de março de 2019.

NA MONTANHA: ESTRESSE E AUTOSSABOTAGEM A CAMINHO DO TOPO DO MUNDO

> Parece que o jogo de paciência e estratégia começou para valer aqui no Everest. Ontem nós estávamos no Campo 2 (6.400 metros) e, nos dias seguintes, iríamos escalar o Lhotse Face até o Campo 3 (7.200 metros), quando fomos surpreendidos com a possibilidade de uma mudança climática muito forte. Nosso time, liderado pelo Mike Hamill e pelo Tendi Sherpa, decidiu que deveríamos voltar para o campo-base. Assim, nós não concluímos nosso terceiro e último ciclo de aclimatação. A decisão mostrou-se acertada, pois ontem havia barracas voando nos Campos 1 e 2, como pipas no céu. Mas agora eu estou aqui, na segurança do campo-base.

> Lá se vão mais de trinta dias na montanha, nosso organismo vai ficando cada vez mais debilitado, e tudo o que eu posso fazer, neste momento, é cuidar de mim, tanto física como emocionalmente.

Essas foram as palavras que escrevi no meu diário de bordo no dia 3 de maio de 2019. Três dias depois, eu estaria gemendo de dor no fundo da minha barraca, e minha expedição estaria por um fio.

A chegada ao campo-base do Everest (Everest Base Camp — EBC) foi estranha, e meus sentimentos, em alguma medida, contraditórios. Talvez isso esteja relacionado à expectativa que eu tinha do lugar. Imaginava o EBC estabelecido em uma vasta área plana e com o terreno mais liso. Pois o que encontrei foi um fim de vale, em terreno acidentado e pedregoso. Também não tinha a dimensão do seu tamanho: atravessá-lo de uma ponta a outra leva mais de uma hora de caminhada, num sobe e desce sem fim. O ar é seco, às vezes poeirento, e pode ser quente, muito quente, quando o sol está a pino. Por outro lado, está rodeado de algumas das mais altas montanhas do planeta, com uma imponência e beleza que assustam e, ao mesmo tempo, encantam. À frente, o Lhotse e o Nuptse. Por trás, o formato piramidal do Pumori. O cume do Everest não é visível do campo-base. Mas o que mais capta o olhar, hipnotizando, encantando e assustando, é a Cascata de Gelo de Khumbu (Khumbu Icefall), descendo como uma língua de gelo bela e mortal. Às margens de sua parte baixa, os acampamentos são montados.

O planejamento convencional, a partir do EBC, situado a 5.360 metros de altitude, compõe três rotações de aclimatação, intercaladas por alguns dias de descanso ativo, quando realizamos atividades leves e regenerativas. Em meados de maio, a aclimatação deveria estar completa e, então, aguardaríamos a janela climática para o ciclo do cume.

Nosso time, por uma estratégia definida ainda antes de partirmos, já havia cumprido uma dessas rotações de aclimatação no Lobuche East, montanha de 6.119 metros, próxima ao Everest. Assim, teríamos mais duas rotações para cumprir no próprio Everest. Nesses dias de descanso ativo, mantínhamos a rotina dos horários de refeição, mas esticávamos a conversa, aproveitávamos para arrumar a barraca, lavar umas peças de roupa e, luxo dos luxos, tomar um banho. Havia, também, as horas de puro relaxamento, ler um livro, sentar ao sol, dormir.

Os momentos de maior estresse nos primeiros dias no campo-base estavam apontados para a Everest Link, única empresa provedora de internet paga para a montanha. A lentidão e instabilidade do sinal, impedindo uma comunicação ou uma atualização das mídias sociais, deixavam todos — ou quase todos — à beira de um ataque de nervos. Perguntava-me se tamanha ira destinada à Everest Link não escondia, também, alguma outra preocupação ou ansiedade, afinal, nos aproximávamos da segunda rotação. Logo estaríamos subindo a infame cascata de gelo. Logo colocaríamos à prova nossa habilidade técnica, resistência física e força mental. Enquanto esse dia não chegava, a Everest Link era um alvo tangível, fácil e, convenhamos, bastante justo para despejarmos nossa ira.

Minha primeira noite no campo-base foi especialmente ruim. Giu e Cesinha, que tanto suporte emocional tinham me dado até ali, iriam embora pela manhã. Isso me assustou, senti um pouco de solidão. Dali para a frente, seria apenas comigo.

Na montanha, nada como um dia de céu azul e sol brilhando para recompor forças, trazer coragem e confiança. Logo que meus amigos se despediram e pegaram o caminho de volta para casa e antes que eu os perdesse de vista, eu me virei, respirei fundo, me recompus e fui fazer uma caminhada de reconhecimento pelas instalações do nosso acampamento. Afinal, ali seria minha casa pelos próximos quarenta dias.

A segunda rotação finalmente chegou. O plano era passar duas noites no Campo 1 (a 6.000 metros), uma no Campo 2 (6.400 metros) e descer para o EBC. No dia anterior, no *big dome* ou "escritório", Mike calmamente conduzia a reunião e nos passava as informações. Subir a montanha é sair da zona de controle e sujeitar-se ao imponderável. É o encontro com o risco. Logo, todas as medidas são no sentido de mitigar esses riscos. Lá definimos os horários de saída, conhecemos como seriam os dias nos campos altos, ouvimos sobre os cuidados em alguns trechos da escalada, escolhemos a comida que levaríamos e nos informamos sobre o clima que enfrentaríamos. Havia aquela expectativa massacrante da véspera, um peso no ar que só se dissiparia no dia seguinte, ao colocar a mochila nas costas e os crampons nas botas. Só passaria quando ouvisse o som do gelo sendo amassado pelos meus passos, sentisse o ar frio cumprindo seu caminho até meus pulmões e percebesse o vento gelando meu rosto. Quando começasse a escalar.

Na noite anterior, após o jantar e durante uma conversa descontraída com um dos guias, uma revelação sem enfeites do que nos aguardava: "Tudo aqui quer te matar. A altitude, a cascata de gelo, as avalanches, o clima e, às vezes, sua cabeça.

Isso aqui não é lugar de gente". A verdade crua assusta, mas também traz alívio.

Às 3h30, após um rápido café da manhã, eu e Pasang, o sherpa que me acompanharia em todos os momentos de escalada, iniciávamos a subida rumo ao Campo 1. Assim que saímos, cumprimos o que seria uma rotina dali pra frente: antes de subirmos a montanha, rodeávamos o altar da cerimônia Puja com imagens, oferendas e bandeirolas coloridas com sutras budistas. Uma pausa para prece e oferenda.

No idioma sherpa, a maior montanha do mundo chama-se Chomolungma, ou "Deusa Mãe do Universo". Pela tradição de sua cultura religiosa, antes de subir alguma montanha no Himalaia é realizada uma cerimônia, pedindo licença e proteção aos deuses para uma escalada segura, a cerimônia Puja. Cada equipe realiza a sua e prepara um altar, que fica montado durante todo o tempo de duração da expedição.

Pasang mostrou-se um devoto. Sua fé trazia-lhe confiança; a minha, segurança. Nossas crenças, ainda que distintas — ele, budista e eu, cristão —, nos uniam. Tínhamos uma visão bem semelhante do que a montanha significava para nós, e do nosso tamanho diante dela. Por vias distintas, tínhamos uma relação de respeito e reverência pela montanha e pela natureza como criação divina.

Sete horas depois de pisarmos na Cascata de Gelo de Khumbu, chegávamos ao Campo 1. De fato, aquela cascata não é lugar de gente. Em constante movimento, está derretendo por baixo e por cima, colocando-nos em constante risco de queda nas fendas ou de sermos atingidos por avalanches ou blocos de gelo do tamanho de um ônibus. Também achei mais complicado tecnicamente do que imaginava. Outro fator de desconforto foi que eu e Pasang não conseguimos conciliar os momentos adequados para as breves paradas para hidratação, alimentação e descanso, fundamentais para a boa performance. Essa falta de ritmo uniforme me fez chegar ao Campo 1 completamente exausto.

Embora fadigado, após uma sopa e um chá quente já me sentia recuperado e disposto. Essa rápida recuperação era um bom sinal, indicando que estava me aclimatando adequadamente. Passamos o restante da tarde descansando e admirando uma paisagem absurdamente linda.

A ida para o Campo 2, no dia seguinte, revelou uma faceta curiosa do Everest. Vamos preparados para enfrentar o frio extremo, mas não o calor escaldante. Pois foi o que encontramos no trecho de aclive suave entre o Campo 1 e o Campo 2. A incidência do sol nos cozinhava por dentro e nos derretia por fora. Mas bastava uma nuvem escondê-lo por instantes para a temperatura despencar novamente — afinal, estávamos a quase 6.400 metros.

Descer a Cascata de Gelo de Khumbu não foi melhor do que subi-la. Os riscos continuavam todos lá. Naquele momento, e, talvez, tomado pelo cansaço ou pela consciência do risco real, iniciei uma inútil e perigosa contagem regressiva: já atravessara a cascata duas vezes (ida e volta); faltavam quatro, sendo duas na terceira rotação e duas no ciclo do cume.

Ao final da segunda rotação, de volta ao EBC, eu me sentia forte e confiante. Havia tido o primeiro contato com o Everest e tinha sido bom! Apenas algo me incomodava: *espero sofrer menos na cascata de gelo na próxima rotação*. Naquela expedição, era a primeira vez que eu associava a montanha com o sofrimento. Os subterrâneos ocultos da minha mente começavam a tramar.

O fim da segunda rotação também trouxe algumas baixas no nosso time. Alguns colegas decidiram voltar — em geral, por questões físicas ligadas à dificuldade do organismo em se aclimatar à altitude. Um caso em especial chamou-me atenção. Ronald (vou chamá-lo assim) estava no Everest pela quarta vez e, apesar de sua ampla experiência no montanhismo, não havia obtido sucesso nas vezes anteriores. Mesmo gentil, percebia-o sempre distante, com o olhar assustado, a testa franzida e lutando com uma gripe que o acompanhava desde Katmandu. Para se preservar (e, também, ao grupo), às vezes fazia suas refeições na barraca. Sua expressão era de preocupação e sofrimento. Ronald chegou ao EBC e passou rápido por nós. Quando o interpelamos, ele nos disse que havia tido um pico de pressão no Campo 1 e que abandonaria a expedição e retornaria urgentemente para Katmandu para tratamento. Não tivemos oportunidade de conversar mais, e não acho que ele desejasse isso, mas aquele momento foi a única vez que o vi leve, bem articulado, resoluto, quase feliz. Foi a única vez que vi brilho nos seus olhos.

Os dias seguintes foram de descanso. Mike era sempre presente; agora, porém, o víamos mais vezes com o Tendi Sherpa, o Sirdar da expedição, com quem ele compartilhava as decisões mais estratégicas. Sirdar é o nome dado ao líder dos sherpas em uma expedição. Considerando que não há Everest sem sherpas, uma vez que eles cumprem várias funções, seja como carregadores, cozinheiros ou guias, o Sirdar é uma figura importante, pois ele é quem gerencia as funções e execuções dos sherpas na equipe.

Na terceira rotação, além de noites nos Campos 1 e 2, tocaríamos o Campo 3, a 7.300 metros, antes de retornarmos para o EBC. Para atingi-lo, escalaríamos outro trecho crítico da montanha, a Face do Lhotse, uma rampa de gelo firme, com inclinação beirando os 60 graus.

À medida que o mês de abril ia chegando ao fim e que a última rotação se aproximava, o ambiente ia ficando mais tenso. Embora as pessoas estivessem mais próximas, mais à vontade umas com as outras, conversando e até brincando mais, elas também mostravam sinais de mais preocupação, maior concentração e mais estresse. Ninguém mais reclamava da Everest Link.

A noite anterior à saída para a terceira rotação foi ruim, pois não dormi bem; apenas alguns breves e agitados cochilos. Acordei às 2 horas, fiz um checklist, tomamos um rápido café da manhã e, às 3h30, saímos.

Minha performance na cascata de gelo foi pior do que eu gostaria. Completei-a em um tempo mais curto, mas cheguei mais exausto no Campo 1 e demorei mais tempo para me recuperar. Poderia ter sido apenas um dia ruim, mas também poderia indicar uma tendência. E continuava sem conseguir ajustar o meu ritmo com o do Pasang.

Foi no dia seguinte, já no Campo 2, que tivemos a notícia da súbita mudança climática e das fortes tempestades previstas para os próximos dias. Havia uma certa perplexidade no ambiente, já que estávamos tão perto de completar a última rotação. Mas era a montanha mostrando seus caprichos, como que a nos dizer: “Podem planejar à vontade, mas a última palavra será sempre minha”. Na manhã seguinte, interrompemos nosso último ciclo de aclimatação e retornamos, rápido, ao EBC. Tão logo o tempo melhorasse, deveríamos subir a montanha novamente, para refazer e completar esse ciclo.

Uma observação sobre os sherpas: eles não reclamaram ou questionaram a decisão em nenhum momento. Não se tratava apenas de lealdade; eles são absolutamente orientados para a execução da tarefa do dia. E a nova tarefa era nos levar de volta ao EBC. Uma observação sobre os escaladores: se houve algum desapontamento, não durou além de um profundo suspiro. Todos nós sabíamos que isso era parte do jogo. E mais: todos sabíamos que nosso líder decidiria por "segurança em primeiro lugar".

Ao chegar ao EBC, eu me forçava a permanecer focado no objetivo de manter-me física e emocionalmente forte, e de aproveitar a jornada, inclusive em seus imprevistos. Porém, refazer a terceira rotação significava duas passagens pela Cascata de Gelo de Khumbu além do planejado. Eu ainda não sabia, mas, ao estabelecer aquela contagem regressiva para a cascata de gelo, tinha criado uma fissura na minha armadura mental.

Minha relação com a montanha, naquele momento, era de dubiedade. O esforço físico deixara de estar associado apenas a boas sensações, como avançar e cumprir as etapas. Agora, o meu cansaço também passara a estar associado ao sofrimento. E sofrimento é sempre algo a ser evitado. Se esse sentimento de evitar o sofrimento encontrar um espaço mínimo na nossa mente, é ali que ele tentará se alojar. Uma reclamação: *Puxa, que lugar terrível, esta cascata de gelo*; um questionamento: *Será que precisamos mesmo refazer este ciclo?* ou uma hipótese: *Se o tempo continuar ruim, então não refaremos o ciclo* eram, de alguma forma, questões conscientes — e eu podia evitá-las. O que eu não tinha consciência (e, logo, não podia evitar) era que um outro argumento — este, sim, profundo, proibido e inconsciente — estava sendo tramado naquele mesmo subterrâneo e oculto lugar da minha mente: *e se eu me machucasse?*

Resignado e obediente, alguns dias depois saímos para refazer o terceiro ciclo. Após o mesmo procedimento, às 3h30, eu e Pasang novamente passávamos pelo altar Puja, onde ele fez suas preces e eu, as minhas orações. Enquanto ainda descíamos o curto trecho de cascalho entre o nosso acampamento e o início da cascata de gelo, ainda antes de colocar os crampons nas botas e bem antes do acesso às cordas fixas, eu, por descuido, falta de concentração, excesso de confiança, enfim, qualquer que fosse a causa, escorreguei. Enquanto tentava, inutilmente, manter o equilíbrio, senti uma fisgada na minha lombar. Não evitei o desequilíbrio e caí. Com raiva, amaldiçoei a minha falta de cuidado. Velho conhecedor que sou dos humores da minha lombar, ainda com o corpo aquecido e antes mesmo de a dor se manifestar, não tive dúvidas e disse:

— Pasang, senti minha lombar. Podemos voltar para a barraca. Não consigo continuar hoje.

Entrei na barraca já encurvado e, ao deitar-me, não consegui mais me mover. A dor era terrível. Minha vontade era gritar. *Não era possível que aquilo estivesse acontecendo.* Só não conseguia lamentar mais pois precisava me concentrar em achar uma posição que me proporcionasse um mínimo de conforto. Assim foi, por toda a manhã. Não conseguia tomar uma água, conversar ou mesmo pensar. Eu tentava manter minha consciência, mas ela não tinha muito a me acrescentar ou a me consolar, naquele momento. Todas as vezes em que minha lombar machucava daquela forma, mesmo no conforto da minha casa e da minha cama, com massagens, fisioterapia, acupuntura, laser, bolsas quentes e toda sorte de cuidados, a recuperação ao nível do mar, onde moro, não levava menos do que dez a quinze dias. Quanto tempo não levaria ali, a 5.400 metros de altitude? *E se fosse a hérnia de disco?* Apavorei-me. A razão não era a melhor companhia naquele momento, de maneira que busquei apenas desligar e descansar um pouco. Tentei meditar e levar minha mente para outro lugar. Mas a dor não deixava.

O Pasang era só cuidados. Trazia-me um chá e tentava demonstrar tranquilidade, mas seu olhar sereno não escondia a apreensão. À tarde, Mike sugeriu que eu fosse levado ao HRA (Himalayan Rescue Association), um tipo de pronto-socorro que funcionava no EBC. Não conseguia me mover — que dirá me levantar, sair da barraca e caminhar. Empurraram uma maca improvisada barraca adentro e tudo que eu consegui foi rolar para cima dela. O corpo humano é um trambolho disforme para ser carregado. Foram necessárias oito pessoas, revezando de seis em seis, para me transportar pelo curto trecho entre minha barraca e o HRA. Daí o porquê do absoluto rigor em relação às condições em que você vai subir a montanha; trazer alguém de volta pode se mostrar uma missão impossível. Enquanto alguns sherpas e guias se revezavam no árduo trabalho de me transportar, eu tentava encontrar uma posição que me protegesse da dor intensa. A dor te despe do orgulho e da vaidade. Os olhares das pessoas com quem cruzávamos pelo caminho — que, em condições normais, me trariam humilhação — não me afligiam. Eu, que nunca gostei de dar trabalho ou ser um peso para outras pessoas, era, naquele momento, literalmente carregado. E eu era imensamente grato por isso.

A gentil médica que me atendeu não detectou nenhuma lesão mais séria. Seria apenas muscular, mas eu não consegui me levantar ou me mover enquanto era examinado. E aquilo não foi surpresa para mim.

No silêncio da minha barraca, naquele fim de tarde, mais sereno, eu enfrentei a realidade. Minha expedição ao Everest poderia chegar ao fim. Naquele momento, consegui trocar mensagens com minha esposa, Juliana. Ela, com todo o amor, mas habitual pragmatismo, recomendou-me uns exercícios de jin shin jyutsu, técnica japonesa de cura que consiste em toques suaves e respiração. Ela não perguntou como foi nem lamentou. Ao perceber que eu estava lidando, mais uma vez, com minha lombar, ela buscou fazer o que estava ao seu alcance. Também troquei mensagem com o Alan Arnette, montanhista americano experiente a quem tive a chance de conhecer e entrevistar para a minha dissertação de mestrado. Alan mostrou-se sinceramente sentido pelo ocorrido, mas também partiu, rapidamente, para buscar uma solução. Ele me disse que, se eu realmente estivesse machucado, eu podia arrumar as bolsas e voltar para casa; mas, se eu estivesse me machucando "*hurting yourself*", ele disse, eu tinha alguma chance. Ele também me fez lembrar da minha dissertação e de quão fácil é cairmos nas armadilhas mentais em situações assim.

— Lembre-se de sua dissertação — ele repetia.

Enquanto eu fazia os exercícios recomendados pela Juliana, eu me sentia aborrecido com os comentários do Alan. Eu estava lá, deitado, sem me mexer de tanta dor e ele sugerindo que eu pudesse estar "me machucando". Como assim? Nem lhe respondi naquele momento. Por que ele disse aquilo? E aquela insistência para que eu me lembrasse da minha dissertação e das armadilhas mentais? Embora a situação não parecesse familiar com a abordagem que fiz na dissertação, estaria eu sendo vítima de alguma armadilha mental? Uma das armadilhas mentais inconscientes a que me refiro na dissertação e que afetam nossas decisões e nosso comportamento é a do *status quo*. Baseado nos estudos de Hammond, Keeney e Raiffa publicados na *Harvard Business Review*, essa armadilha nasce do nosso desejo de proteger nosso ego de algum dano. Quando agimos, assumimos riscos e responsabilidades, colocando-nos em posição de sermos criticados e mesmo de fracassarmos. É um lugar incômodo, que nossa mente fará de tudo para evitar. Ela quer nos poupar do sofrimento, mantendo-nos num lugar seguro, com menor risco psicológico de dano.

É claro que o Alan não colocava em dúvida a minha dor, tampouco insinuava que eu estivesse fingindo ou buscando alguma desculpa para desistir. O que ele quis dizer, penso eu, é que, se houvesse algum componente mental inconsciente que tivesse desencadeado aquele processo, eu precisava descobrir e desarmar o mecanismo. Imediatamente me lembrei do Ronald ao retornar do Campo 1. Certamente ele não estava mentindo sobre sua condição, e voltar para se tratar era o mais sensato a ser feito. O que me chamou atenção foi a serenidade do seu semblante e a leveza de suas expressões. Foi vê-lo vivo pela primeira vez. Teria alguma semelhança entre o ocorrido com o Ronald e o que estava acontecendo comigo? A semelhança, se houvesse, não se manifestava nos sinais externos. Talvez, entretanto, abaixo da superfície, nós dois tenhamos sido vítimas do mesmo sintoma: autossabotagem.

Essa é apenas uma hipótese, não tenho elementos para julgar o que se passou com Ronald, mas talvez o estresse físico e mental tenha nos levado ao mesmo lugar. Como era conveniente me machucar, adoecer e não ter que enfrentar a própria desistência e o sentimento de fracasso! Afinal, não teria sido culpa minha... que alívio! Que saída honrosa! Poderia voltar para casa com dignidade. Como é bom terceirizar responsabilidades por atitudes não tomadas! Ao mesmo tempo, quão assustadores são esses mecanismos de defesa da mente para evitar o sofrimento! Assim, penso que, se não fosse aquele escorregão, outro evento, tão tolo quanto, me machucaria.

Naquele momento, ainda que a lesão tivesse sido causada por uma situação inconsciente de autossabotagem, eu estava machucado. Esse era um fato real, não era uma farsa. A questão que se apresentava era: uma vez tomando consciência, poderia eu interromper e, mais, reverter o processo de me sabotar? Poderia a mesma mente que tramou a armadilha desarmá-la?

Aquela noite e o dia seguinte foram longos. As reflexões foram intensas e incômodas, mas era a única pista que eu tinha para tentar entender e buscar sentido em tudo aquilo. Ironicamente, um dos objetivos a que me propusera na viagem era enriquecer minhas observações sobre o comportamento humano em uma expedição em alta-montanha e seus aspectos emocionais e psicodinâmicos. Por sugestão dos professores Elizabeth Florence-Treaty e Thomas

Hellwig, eu trouxe o estresse como um dos temas a serem analisados: como identificá-lo em mim e no grupo, e o que fazer a partir disso. Lembrei-me do texto "An Early Warning System for Your Team's Stress Level" (ou "Um sistema de alarme preliminar para o nível de estresse do seu time") e a abordagem do tema pela leitura dos sinais emitidos pelo organismo, seguindo o método APGAR:

A para *appearance* (aspecto físico)

P para *performance* (desempenho)

G para *growth tension* (tensão crescente)

A para *affect control* (afetividade)

R para *relationship* (relacionamento)

O texto trata sobre o estresse positivo ou "eustress", aquele que te mantém alerta e energizado; e o estresse negativo, ou "distress", o que compromete a performance e leva a outros distúrbios. Trata, também, do quão fácil pode ser cruzar essa linha e, por consequência, quão complexo é reconhecer os seus limites.

Teria eu falhado tão fragorosamente em não ler os meus sinais de estresse? Sim, eu vinha mais cansado (A), minha performance havia piorado (P), eu estava mais tenso e ansioso (G) com a possibilidade de refazer o terceiro ciclo. Também vinha me isolando um pouco mais (R), recolhia-me mais cedo para a barraca, após o jantar. Imaginava, porém, que tudo aquilo ainda estava dentro do limite do positivo, do "eustress". O que gritou aos meus ouvidos, todavia, foi a minha mudança emocional (A — afetividade) em relação à montanha. Eu havia perdido o prazer de escalar e correr os riscos da escalada. Eu amava estar ali, mas o preço parecia muito alto. Era como se, na balança Everest, o medo de não dar conta tivesse mais peso que a alegria de escalar.

Ao mesmo tempo em que eu me debruçava sobre esses pensamentos, a areia da ampulheta escorria. Eu não teria muito tempo. Essa possibilidade de perder, de ter que voltar para casa me trouxe senão um desespero, um senso de urgência muito grande. Eu precisava agir rápido, mas minha compreensão ainda era incompleta. Novamente, me vi pensando na minha relação com a montanha. *Ora, se eu amava tudo aquilo, qual seria, então, a questão?* Claramente, havia surgido um problema naquela relação: o medo. O que ou que parte da montanha representava aquele medo? Não foi difícil identificar. O meu medo tinha nome e sobrenome: Cascata de Gelo de Khumbu. Embora perigosa e palco de boa parte dos acidentes no Everest, eu não tinha medo de morrer. Tinha medo de sofrer. Fiz, então, o caminho inverso: como um medo físico está normalmente ligado a um medo emocional, o que a Cascata de Gelo de Khumbu realmente representava para mim?

Não sei se dormia ou se sonhava quando pensei: *preciso trocar o "oh, meu Deus, mais um dia na cascata de gelo" para "obrigado, meu Deus, mais um dia na cascata de gelo"*. Aquela nova perspectiva respondeu de forma cristalina algumas questões. Além de identificar o meu medo externo, dando forma e nome a ele (o sofrimento físico causado pela travessia da cascata de gelo), trouxe à superfície o meu medo secreto e inconsciente, o sofrimento causado pelo medo de não conseguir, o medo de fracassar. Por isso a autossabotagem e a necessidade de encobri-lo com a "saída honrosa" do machucado.

Fato é que a substituição do *oh, meu Deus* pelo *obrigado, meu Deus* trouxe ao jogo de paciência e estratégia outro elemento: a aceitação. Nos dias que se seguiram, cada passo, cada movimento, cada dia, cada refeição, cada respiração, cada visão daquela natureza magnífica era um motivo de gratidão; afinal, já era para eu estar indo para casa. Não fui, porém. Três dias após a minha queda eu, inacreditavelmente, estava de pé. Meus movimentos eram limitados e sentia insegurança em realizá-los, mas eu estava ereto e, com cuidado, locomovendo-me. Talvez tomar consciência de todas aquelas questões tenham, realmente, desarmado a bomba-relógio da autossabotagem.

Após enfrentar meus íntimos fantasmas, tinha agora um outro — este bem real: o Mike. Como líder da expedição, ele, para todos os efeitos, teria a última palavra quanto a minha permanência ou não no time. Ele, na certa, tomaria essa decisão juntamente com Pasang. Na verdade, os dois já haviam conversado e, considerando minha evolução, traçado um plano. Esse plano consistia em uma série de quatro atividades, sendo uma a cada dia. Para o primeiro dia, foi programada uma caminhada leve, pelo campo-base, de aproximadamente duas horas. Se eu cumprisse a atividade desse dia, estaria habilitado para o segundo dia; caso não, voltaria para casa. Assim se sucederia nas demais atividades, ou seja, minha escalada ao Everest havia se tornado um campeonato mata-mata, cada dia representando um jogo de final.

Em vez de eu me sentir pressionado por esse plano que não contemplava uma segunda chance, eu me sentia extremamente feliz e animado. Há três dias eu estava deitado, sem conseguir me mover, gemendo de dor e na iminência de voltar para casa. Agora eu estava de pé e tinha um plano, logo, uma esperança.

Compartilhei a novidade com a Juliana e com alguns amigos, e o entusiasmo deles me encheu de confiança.

Os dias que se seguiram foram curiosos. Eu me lembrava dos sherpas e de como eles aproveitavam a ação e eram absolutamente orientados para ela, para a tarefa do dia. De repente, me vi aproveitando cada dia, cada passo, cada respiração naquele lugar como se fosse o último — afinal, poderia sê-lo, de fato. Eu olhava tudo com o olhar da novidade, eu queria guardar cada imagem e cada sensação. Os colegas que tinham visto meu estado dias antes me dirigiam carinhosas palavras de encorajamento, mas eu sentia certo ceticismo em seus olhos. Eu tinha dúvidas se mesmo Mike e Pasang no fundo acreditavam naquilo. À noite, no silêncio e na solidão da barraca, eu também me perguntava se realmente seria possível. A razão dizia que não, mas algo dentro de mim dizia: "apenas continue". Eu tentava afastar esses pensamentos ruins e focar minha mente na gratidão por ter ficado mais um dia no Everest.

Mesmo antes de me machucar, eu não fixava minha atenção em chegar ao cume. É claro que eu tinha muita consciência do meu objetivo final, mas pensar no cume era muito grande e muito pesado para mim. Eu pensava apenas na próxima etapa e no que eu precisaria realizar para cumpri-la. Houve um momento único, durante toda a escalada, em que eu tive certeza de que faria o cume. Mas eu ainda estava muito distante desse dia e desse momento...

Além da caminhada leve pelo campo-base, as outras três tarefas foram um *hiking* até o Campo Alto do Pumori, um teste de técnicas de escalada no gelo, e outro *hiking* até Kalla Pattar. O teste no gelo foi particularmente difícil, tanto pela parte técnica quanto pela parte física. A ideia era que, se algo tivesse que dar errado, que fosse naquele momento, e não na parte alta da montanha, onde um resgate seria praticamente impossível.

Assim, eu cumpria a minha "tarefa do dia" com entusiasmo e gratidão.

Terminei aqueles testes cheio de confiança e tratei de, rapidamente, apossar-me desta conquista: *estou de volta ao jogo.* Não deixei espaço para dúvida ou qualquer outra armadilha que pudesse roubar aquele sentimento e me desconcentrar das novas tarefas que me aguardavam. Eu tinha, no entanto, outro obstáculo pela frente. A ideia original do Mike e do Pasang era que, após concluir aqueles testes, eu voltasse para a montanha, para refazer a terceira rotação de aclimatação.

Aquele plano me preocupava, pois, embora eu tivesse cumprido os testes exemplarmente, eu sabia que meu organismo continuava se debilitando a cada dia. E aquilo me intrigava, pois era para estar acontecendo o contrário. Seria a longa exposição à altitude? Era provável. Mesmo eu me sentindo confortável no EBC, permanecer um longo período naquela altitude — ou melhor, a partir dela — estava, de alguma forma, comprometendo minha capacidade de recuperação e, consequentemente, minha performance. Além disso, refazer a rotação naquele momento significaria que o meu ciclo do cume ficaria não mais entre os dias 17 e 23 de maio, como o dos demais colegas do time, mas iria para os dias 22 a 28 de maio, já no final da temporada. Eu me via diante de um dilema: refazer a rotação para cumprir o processo de aclimatação e me desgastar fisicamente (além de correr o risco de nem mesmo ter uma janela climática) ou negligenciar a aclimatação, poupar-me fisicamente e ir para o tudo ou nada no ciclo do cume?

Na verdade, eu não tinha muita dúvida, mas precisaria convencer o Pasang e o Mike. Para meu alívio, após as provas a que fui submetido, Pasang conseguiu fazer uma boa leitura não apenas do meu organismo, mas também da minha mente e, antes que eu o abordasse sobre esse assunto, ele, por iniciativa própria, sugeriu que cancelássemos a rotação. Agora eu tinha um forte aliado para conversar com Mike, embora soubesse que Pasang jamais o confrontaria.

Naqueles dias, Mike havia descido para Lukla para descansar e recuperar-se de uma gripe, antes do início do ciclo do cume, quando as responsabilidades sobre ele são massacrantes. Ele precisaria estar 100% física e mentalmente, pois seria demandado praticamente 24 horas por dia, acompanhando o cumprimento das estratégias ou adaptando-as, em função de eventuais mudanças no *forecast*. Além disso, ele monitoraria a distância o desempenho de cada membro da equipe e, em última instância, seria dele a decisão de permitir que o cliente permanecesse escalando ou retornasse para os acampamentos mais baixos. A hora da verdade para todos, escaladores, sherpas, guias e também para ele, Mike, aproximava-se. Todo o planejamento, estrutura, logística e estratégia atingiriam, brevemente, o seu ápice.

A ausência do Mike por mais dois dias significava que eu teria que lidar com aquela angústia até o seu retorno, o que me pareceu impensável. Eu precisava o quanto antes definir a minha estratégia: não poderia correr o risco de deixar a ansiedade me pregar outra peça. Também não me pareceu uma boa ideia deixar que Pasang tratasse daquele assunto com Mike sozinho. Era muito crucial para que eu o delegasse. Assim, tomei a iniciativa de me comunicar com Mike. E não esperaria sua volta; escreveria uma mensagem e enviaria por WhatsApp. Aquilo me pareceu até mais adequado, pois sou melhor para defender meus pontos de vista por escrito do que verbalmente.

Caro Mike,

Eu tomo a liberdade de te enviar esta mensagem em função dos recentes acontecimentos aqui.

Os últimos dias foram fantásticos para mim. Nós fizemos um bom *hiking* para o Pumori e um ótimo treino no gelo, de uma forma que eu ainda não havia sido capaz de fazer. E o melhor: nenhum sinal de dor, nem durante, nem depois.

Eu perdi a chance de uma escalada perfeita a partir do momento em que eu me machuquei. Desde então, tudo o que temos feito é minimizar os danos.

Refazer a rotação seria muito bom para o processo de aclimatação, mas eu teria pouco tempo para descanso e nenhum dia extra, caso o clima piore. Eu gastaria uma energia preciosa sem nem sequer saber se eu teria a chance de fazer a tentativa de cume. Por outro lado, se eu for para a arrancada do cume direto, eu poderia sentir os efeitos de uma aclimatação incompleta, embora cheio de energia.

Não há uma decisão perfeita... mas eu me sentiria mais confortável com essa segunda opção.

Se decidirmos por ela, você pode estabelecer quaisquer condições que entender necessárias e você tem a minha palavra de que eu as cumprirei. A propósito, Pasang está comigo há um mês, já conhece bem como meu organismo e minha mente têm funcionado e ficou bastante confiante após nosso último treino ontem.

Por fim, há outro fator a se considerar: superar a minha lesão, após perder praticamente todas as chances,

> deu-me uma coragem, um entusiasmo, uma autoconfiança e uma alegria que eu ainda não havia experimentado aqui.
>
> Eu reconheço minhas forças e vulnerabilidades e posso lhe dizer, do fundo do meu coração: eu estou pronto para ir para o cume!
>
> Você tem minha total confiança e eu respeitarei sua decisão, mas eu peço que você considere minhas razões e que nos falemos pessoalmente amanhã, quando você retornar ao EBC.
>
> Obrigado.

Confesso que pensei alguns minutos, com a mensagem escrita, antes de realmente enviá-la. Se por um lado era mais fácil defender meu ponto de vista por escrito, poderia ser mais fácil para ele dizer um “não” também. E eu teria que aceitar. Aquela não era uma corda que eu poderia esticar. No limite, eu teria que obedecer à decisão de Mike. Sua resposta, entretanto, veio surpreendentemente positiva. Ele concordou com minhas colocações e ratificou que decidiríamos juntos quando ele voltasse ao EBC.

Na conversa presencial que se seguiu, Mike concordou comigo e com Pasang, mas impôs duas condições: que eu antecipasse o uso de oxigênio suplementar e que ficasse atento aos sinais do meu desempenho, tais como tempo percorrido, nível de cansaço e velocidade de recuperação. Normalmente se começa a usar o oxigênio suplementar a partir da chegada ao Campo 3. Nesse ponto, já dormimos com a máscara. Mike determinou que eu começasse a usar um pouco antes, na travessia da Face do Lhotse, entre os Campos 2 e 3.

Senti um grande alívio. Fiquei alguns minutos mirando a cascata de gelo, como que querendo fazer as pazes com ela. Dali a alguns dias eu estaria novamente escalando suas paredes, atravessando suas fendas, desviando de seus blocos gigantes, e precisava que ela fosse gentil comigo. Da minha parte, prometi ser gentil com ela.

A fase de aclimatação encerrou-se com uma grande festa. Nosso acampamento possuía uma grande tenda em formato arredondado, um enorme domo que Mike batizou de "Big House". A proposta daquele espaço com poltronas e colchões era ser um ambiente de descanso no EBC, onde, como em uma sala de estar de uma casa, poderíamos relaxar, ler um livro, praticar ioga, ouvir música ou, simplesmente, contemplar as lindas montanhas à nossa frente. Foi na Big House que tivemos uma *big party* dois dias antes de iniciarmos o ciclo do cume. Naquele momento, todos já haviam concluído a fase de aclimatação. Além dos membros de nossa expedição, Mike convidou alguns amigos de outras equipes. Naquele dia, a Big House era um caldeirão cultural de pessoas e, muito provavelmente, um caldeirão emocional de histórias, motivações, superações, medos, expectativas, sonhos e desejos. Em comum, a maior montanha do mundo, que nos aguardava logo ali. A festa teve início às 16 horas, ainda um pouco tímida, mas os sherpas tomaram conta da situação, cantando suas músicas tradicionais e dançando suas danças típicas. Logo, todos nós os acompanhávamos e, ao final, éramos só sorrisos e abraços. Se o objetivo era confraternizar, comemorar o fato de termos chegado até aquele momento e proporcionar um momento de relaxamento pré-ciclo do cume, a festa foi um sucesso. Fui dormir às 22 horas, ouvindo os sherpas ainda se divertindo. Pasang acompanhava a animação dos seus companheiros com um pouco mais de comedimento, como era de sua natureza. Mike, como anfitrião, talvez tenha sido quem menos aproveitou de sua festa. Seu olhar preocupado, a atenção a cada convidado e o cuidado meticuloso com cada detalhe denunciavam que, para ele, aquela festa tinha outro significado. Mike queria que tudo saísse perfeito. Seria uma parte importante da afirmação do sucesso de sua expedição e de sua capacidade de organizar e liderar; agora, no papel não mais de guia, mas de dono. Sim, Mike estava orgulhoso de si mesmo e de sua equipe. E merecia. Todos nós estávamos orgulhosos de nós mesmos. E também merecíamos! Estávamos prontos para o ciclo do cume.

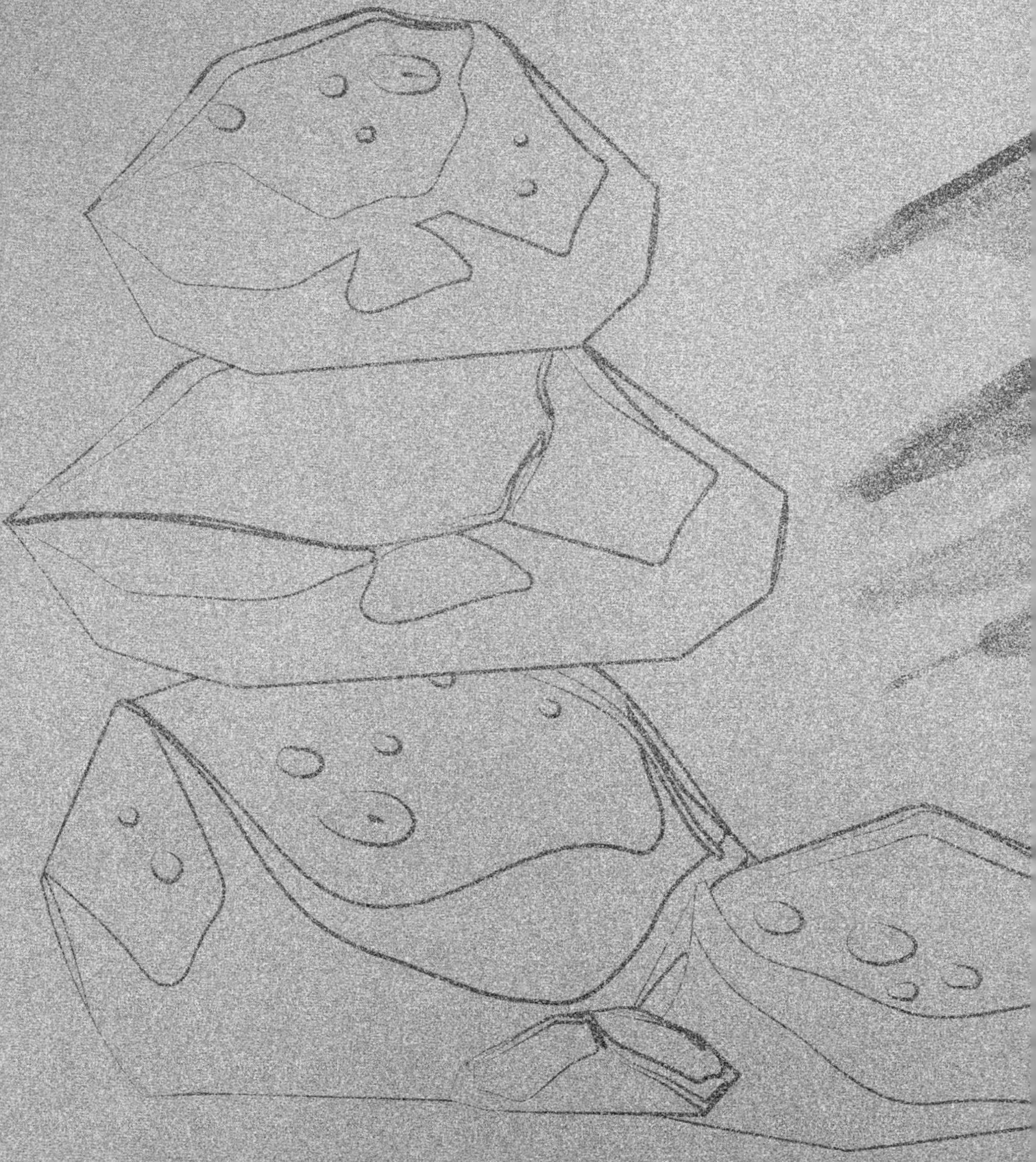

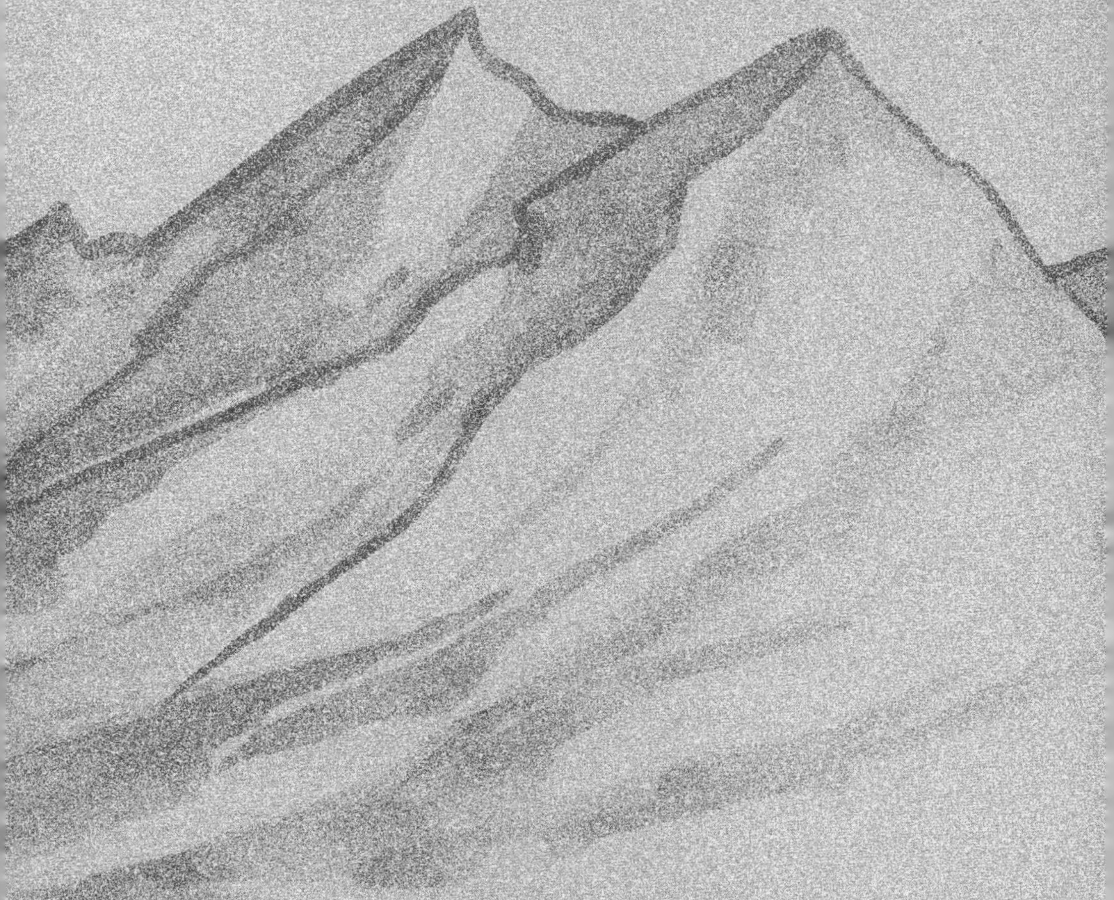

O SEGUNDO EVEREST

A MONTANHA QUE EU NÃO DESEJEI ESCALAR

No dia 29 de março de 2019 eu embarcava para o Nepal, para iniciar aquela que foi a maior e mais desafiadora aventura da minha vida até então. Exatos dois anos depois, eu também embarcaria para viver uma jornada ainda mais difícil — que não foi, no entanto, uma escolha.

Era 29 de março de 2021, uma segunda-feira, quando eu me mudei para a casa dos meus pais. Eles haviam contraído covid-19 e a ideia era que eu ficasse lá alguns poucos dias, até que eles se recuperassem. Normalmente, essa seria uma tarefa que minhas irmãs assumiriam, mas elas também estavam doentes e precisando dos próprios cuidados.

A variante delta do vírus, que se manifestara no início daquele ano, vinha se mostrando devastadora e todos estavam bastante assustados. A sensação era de incredulidade: *de novo?* Com a redução dos casos de morte e contágio observados no final de 2020 e as restrições diminuindo, tínhamos a esperança — ou assim desejávamos — de que o pior havia ficado para trás. Dessa forma, a agressividade daquela nova variante, antes de as vacinas serem disponibilizadas, foi um duro golpe em todos nós. Logo os hospitais já estavam, novamente, lotados.

A pandemia completava um ano espalhando caos e perplexidade pelo mundo. No seu início, em janeiro de 2020, começamos a ouvir as primeiras notícias vindas da Europa. Hospitais de campanha, corpos sem poderem ser sepultados e o início de uma contagem bizarra: 300 mortos por dia, 400, 700, 1.000! Ainda parecia, contudo, tão distante de nós, aqui no Brasil, tanto é que o Carnaval aconteceu normalmente, como em todos os anos.

Poucos dias depois, porém, os primeiros casos surgiram por aqui. Logo, o vírus já se espalhava qual rastilho de pólvora, por todas as regiões e estados do Brasil.

Em meados de março, foi decretado estado de pandemia mundial de covid-19 pela Organização Mundial da Saúde (OMS). Os países começaram a fechar suas fronteiras, promover o isolamento e, ato seguinte, declarar quarentena. Comércio e serviços, exceto os essenciais, foram proibidos de funcionar.

Meu estado de espírito (e acho que de muitos outros) ainda era de negação. Pensava que essas medidas drásticas não seriam necessárias aqui no Brasil, ou talvez em um ou outro estado, mas não no Espírito Santo.

Lembro-me do dia em que a circulação de pessoas foi limitada aos casos de necessidade. Passei no meu escritório e peguei as coisas que julguei necessárias para trabalhar de casa. A avenida que liga meu escritório até minha casa estava deserta. Nos dias seguintes, tudo parecia uma realidade distópica. Vivíamos em uma cidade-fantasma.

Por fim, a doença começava a bater à nossa porta. Em dezembro de 2020, eu e Juliana fomos contaminados. Davi foi para a casa da sua namorada e João foi ficar com meus pais. Passamos o Natal sozinhos naquele ano.

Agora, era a vez dos meus pais. Ao me despedir de Juliana a caminho da casa deles, buscando me tranquilizar, perguntei a ela:

— Ju, vai ficar tudo bem, não vai?

Ansiava pela sua concordância; mas ela, olhando para baixo, disse-me apenas:

— Não sei.

Os quatro ou cinco dias na casa deles começaram calmos. Eles ainda eram independentes em praticamente tudo. Minha função resumia-se a observar certos sintomas que pudessem indicar um agravamento do quadro, como o nível de oxigenação, uma febre mais prolongada, uma falta de ar, para comunicar ao médico ou levá-los ao hospital, se necessário.

A Danielle, minha irmã, encomendou algumas comidas semiprontas; eu as preparava para eles e sentávamos juntos para comer. Sem fome nem disposição, eu os obrigava a se alimentarem.

Os dois primeiros dias foram de poucos sustos. Minha mãe quase não tinha febre e seu quadro parecia o de uma gripe forte, mas comum. Meu pai, entretanto, tossia bastante e, nas crises, sua oxigenação baixava a níveis preocupantes.

Dia 31 de março foi seu aniversário. Completava 78 anos. Foram dezenas de ligações de seus tantos amigos e parentes queridos. Tive que filtrar essas ligações. Eu as atendia, explicava o motivo, dizendo ser somente uma precaução médica. Buscava mostrar alegria e normalidade, dizendo que logo estaríamos juntos para comemorar, mas a verdade é que meu pai não tinha a menor condição de falar ao telefone. Faltava-lhe fôlego.

Seu aniversário foi seu último dia em casa.

No dia 1º de abril, quinta-feira, a crise de tosse foi sucedida por uma falta de ar muito forte. Apavorado com o ar que não lhe chegava, ele tinha espasmos. Aquilo me assustou e, tão logo ele se acalmou, eu o levei para o hospital. Não podia correr o risco de ter que levá-lo durante uma crise como aquela.

O médico optou, o que eu já imaginava, pela internação. Fiquei aliviado, pois, com o oxigênio suplementar e os demais cuidados, não havia dúvidas de que logo estaríamos em casa. Dormi com ele naquela noite.

Na impossibilidade de Danielle e Karine ficarem com nossa mãe, nos dias seguintes a Renata, minha irmã mais nova, que mora em Brasília, veio para Vitória.

Voltei para o hospital. A noite e o dia seguinte, para minha surpresa, mostraram um agravamento do quadro clínico do meu pai. O fluxo de oxigênio suplementar, que esperávamos que se mantivesse constante, teve que ser aumentado mais de uma vez ao dia. Ele já não conseguia se locomover até o banheiro sem ajuda.

Outro aparelho, o BiBAP, foi introduzido no tratamento e seu objetivo era estimular o funcionamento pulmonar. Demandando um esforço grande do paciente, meu pai agonizava naquele aparelho.

Eu tentava mantê-lo tranquilo, mas seu olhar denunciava que ele tinha medo. Da minha parte, eu simplesmente não concebia outro desfecho que não fosse a volta para casa, curado, daí a uns três ou quatro dias. Isso era tão óbvio.

Ouvíamos de tudo naquele período de pandemia: tratamentos que funcionavam e que não funcionavam, remédios, exercícios, fisioterapia pulmonar e outros tantos procedimentos. Alguns pacientes com comorbidades se recuperavam; outros, saudáveis, não resistiam. Havia uma sensação meio que de loteria naquilo tudo.

Antes, apenas desconhecidos morriam de covid. Para nós, eram somente números e estatísticas macabras. Aos poucos, todavia, a doença foi se aproximando e, naquele início de 2021, a maioria das pessoas já havia tido uma perda de alguém próximo. Meus pais haviam perdido amigos. Pais de meus amigos haviam falecido. A morte chegava cada vez mais perto de nós.

Alguns amigos nos diziam: “Não deixem seus pais serem internados de forma alguma. Eles entrarão num tratamento pasteurizado, numa linha de produção que poderá ser fatal”. Em outras palavras: entram vivos e saem mortos. Para mim, no entanto, que via meu pai se afogando na própria falta de ar, deitado em sua cama, qual a alternativa? Arriscar? Ao ver a saturação de oxigênio atingindo níveis abaixo do crítico, eu deveria esperar uma melhora que não chegava? Eram decisões difíceis.

Na tarde de sexta-feira, o médico, constatando a evolução negativa no quadro do meu pai, optou por encaminhá-lo à UTI. Aquela notícia foi um choque para mim. Isso não era o planejado. O plano era ele ir para casa comigo, em alguns dias. Era para ele estar melhorando. Afastei-me um pouco e liguei para minhas irmãs para informá-las. O sentimento delas foi o mesmo. Não esperávamos e não estávamos preparados para aquilo. A realidade, entretanto, impunha-se: meu pai tinha um quadro grave de covid.

Antes que eu tivesse tempo de me recompor, as enfermeiras da UTI vieram buscá-lo. Colocaram-no na maca e seguiram, apressadamente, pelos corredores do hospital. Eu fui pegando os itens pessoais que me informaram serem necessários e saí correndo atrás daquela maca, que já se afastava. Era meu pai que estava deitado ali.

— Esperem, por favor, vamos mais devagar.

Eu ainda preciso falar algumas coisas para o meu pai. Eu preciso tranquilizá-lo. Eu estou aqui para cuidar dele. Eu prometi que iria levá-lo para casa. Por favor, não entrem ainda. Eu tenho que olhar nos olhos dele. Calma, eu preciso conferir se está tudo aqui. Deem-me só mais um minuto. Eu preciso... eu preciso falar algumas coisas... Eu preciso...

E então eles entraram para o setor da UTI e a porta se fechou. Meu pai não estava mais comigo.

Eu não pude... eu não consegui... eu precisava ter falado para o meu pai o que eu não fui capaz de falar em cinquenta anos de vida: "Eu te amo, pai".

De repente, eu me vi naquele corredor cheio de gente, a porta da UTI fechada na minha frente, pessoas falando alto, gente entrando e saindo, aquele ambiente de urgência, doença e morte, e as coisas começaram a girar na minha cabeça. Eu tentava me manter centrado: Calma, *é só mais uma etapa do tratamento*. Ali, porém, já não era mais possível; a batalha com a minha racionalidade estava perdida. Comecei a andar de um lado para o outro, levava as mãos à cabeça e, então, fui para um canto e comecei a chorar. As lágrimas corriam como rio pelo meu rosto. Parecia que o choro contido de uma vida inteira transbordava naquele instante. Embora discreto, era um choro intenso, doído e desesperado. Meu peito doía. Eu tive um sentimento muito ruim. Era como se eu soubesse que meu pai não sairia mais daquele lugar. Eu estava perdendo meu pai.

Uma enfermeira, talvez apiedada do meu desespero, aproximou-se e perguntou se podia me ajudar. Eu disse a ela, com a garganta ainda travada:

— É que entraram com o meu pai, mas eu ainda precisava dizer algumas coisas para ele.

Ela perguntou se eu gostaria de entrar para falar com ele e eu respondi que sim, claro, que era tudo o que eu mais queria.

Então, ela perguntou o nome do meu pai e pediu que eu aguardasse alguns instantes, que falaria com o médico e logo retornaria. Alguns minutos depois, um médico jovem, cheio de tatuagens, com o olhar compassivo — embora visivelmente cansado de sabe-se lá quantas horas de plantão —, chega até mim e pergunta se eu era o filho do Juarez. Deu-me um rápido parecer sobre o estado do meu pai e dos procedimentos a que ele seria submetido. Em meio a todo aquele caos, ele tirou uns minutos para conversar comigo e me acalmar. Algumas pessoas, às vezes, cumprem o papel de anjos.

Segundo ele, a ida para a UTI ainda era uma ação mais preventiva, uma vez que, como o quadro dele vinha se agravando, ali eles teriam mais recursos para um cuidado mais rápido, se necessário, do que teriam no quarto.

Por fim, perguntou se eu gostaria de visitá-lo. Entrei pela porta da UTI e fiz um procedimento que repetiria diariamente nas próximas semanas: lavei as mãos, coloquei luvas, touca e máscara cirúrgica, e fui encaminhado até o box onde meu pai se encontrava.

Procurei demonstrar tranquilidade ao encontrá-lo. Conversei com ele e disse o que o médico havia falado comigo, sobre o caráter preventivo da internação na UTI, e disse que estaria lá para visitá-lo no dia seguinte.

Embora assustado, naquele momento eu recompus a confiança e tentei transmiti-la a ele. Abracei-o desajeitadamente naquele leito de hospital, fiz um carinho nos seus cabelos ralos, olhei nos seus olhos e, serenamente, disse:

— Eu te amo, pai.

Agradeci ao médico e à enfermeira e saí. Já era noite e eu tinha que ir para a casa dos meus pais para dar a notícia para minha mãe.

Antes, porém, resolvi passar em casa. Acho que precisava me reabastecer um pouco antes de ir ao encontro da minha mãe. No caminho, eu pensava: *Meu Deus, como eu vou falar com a minha mãe?*. Sentia-me muito mal, também, porque havia prometido para meus pais e para minhas irmãs que eu cuidaria deles e, agora, meu pai estava na UTI. Claro que ninguém me culparia de nada, era coisa da minha cabeça, mas foi inevitável que esse pensamento não me assombrasse naquele momento.

Por causa da minha exposição ao ambiente hospitalar, não entrei em casa. Juliana me encontrou na porta, conversamos a uma certa distância. Minha vontade era entrar e abraçá-la, mas não queria colocá-la (e aos meninos) em risco.

O simples fato de estar com ela, mesmo que naquelas condições, renovava um pouco as minhas forças. Ainda assim havia algo estranho, eu tinha um sentimento ruim. Eu sentia que minha vida nunca mais voltaria a ser como antes.

Era o momento de falar com a minha mãe. Com todo amor, expliquei a ela a posição dos médicos.

Até hoje tento entender o que se passou na cabeça da minha mãe naquele momento. Primeiro ela mostrou surpresa; depois pediu mais detalhes da conversa com os médicos. Ela manteve-se serena todo o tempo, não foi emotiva, mas acho que, ali, ela se deu conta da seriedade de toda aquela situação. E mais: creio que ela pressentiu que eles, os dois, teriam um caminho para percorrer, juntos, dali em diante. Um caminho de sofrimento.

Minha mãe era de fala e gestos lentos. Nós estávamos no quarto de televisão, onde ela gostava de estar. Então, ela se levantou lentamente, os ombros um pouco curvados, agradeceu-me e falou que ia para o quarto se deitar.

Na manhã seguinte, achamos minha mãe um pouco mais desanimada. Ela conversava normalmente conosco, mas estava mais abatida. A oximetria indicou uma queda nos limites de saturação de oxigênio. Ficamos monitorando.

Às 11 horas, era o horário de visita do meu pai.

A maioria dos hospitais vinha adotando protocolos padronizados no tratamento da covid. Visitas não eram permitidas, especialmente nas UTIs, de maneira que os pacientes ainda se viam privados da companhia ou da visita dos seus queridos.

Felizmente, essa não era a linha adotada pelo Hospital Santa Rita, onde meu pai fora internado. O hospital seguia um modelo de tratamento humanizado, no qual, além do boletim repassado pelo médico plantonista do dia, era permitida uma visita ao paciente, mesmo na UTI. Assim, eu pude visitá-lo todos os dias. Acabamos conhecendo os médicos e sendo conhecidos por estes. Com o tempo, trocávamos ideia sobre a evolução do tratamento e possíveis alternativas. Eles também foram receptivos a outros médicos que contratamos para acompanhar meus pais, municiando-os de informações e acatando eventuais sugestões.

É possível que aquele tratamento humanizado do Hospital Santa Rita tenha prolongado a vida ou ajudado na cura de vários pacientes. Além disso, talvez tenha cumprido um papel fundamental na vida daqueles que os visitavam. Um papel de permiti-los cuidar, aceitar e se preparar.

A primeira visita ao meu pai foi muito estranha. Em um corredor, várias pessoas aguardavam o momento de serem chamadas e, na sequência, entrarem para a visita.

Para que se mantivesse a privacidade, a capela foi improvisada como o local onde o boletim individual era repassado à família. O médico ficava lá dentro e ia chamando um a um, pelo nome do paciente. Essa pequena consulta de atualização não durava mais do que cinco minutos.

Nos dias seguintes, eu passaria a compartilhar com aquelas pessoas a ansiedade que precedia o boletim, me alegraria com as notícias positivas de melhoras, me solidarizaria com as notícias negativas, me identificaria com a angústia da espera. Algumas daquelas pessoas ficavam apenas alguns dias ali, pois, com a alta ou o falecimento, leitos eram abertos e outras pessoas as substituíam. Ali não havia diferenças, não importava se um era rico, o outro pobre; se um era chefe, o outro empregado; se tinha curso superior ou era semianalfabeto; se já havia subido o Everest ou nunca havia andado de avião. Naquele corredor, ansiando por notícias, havia apenas a dor e a esperança de cada um, e a compaixão que sentíamos uns pelos outros.

Após uma espera de quase uma hora, chegou a minha vez. O plantonista me informou dos sinais que deveriam ser considerados na análise de um quadro clínico de covid: pulmões, rins, coração, possibilidade de infecção. Nenhuma novidade quanto ao estado do dia anterior. Era um alívio!

Estava ansioso por visitá-lo. Ele usava a máscara de oxigênio, tinha o semblante cansado e os olhos assustados.

Perguntei como foi sua noite, ele me perguntou pela minha mãe. A enfermeira que estava no quarto o elogiou, dizendo que ele era gentil e obediente.

Dei as notícias sobre minha mãe, informei que Renata estava com ela e repassei as informações que o médico havia me dado sobre ele. Tentei demonstrar serenidade:

— Estamos no caminho para a cura — disse a ele.

Não podia me demorar ali. Abracei-o e disse que o amava. Nunca mais perderia a oportunidade de dizer e demonstrar isso a ele.

Ao chegar à casa deles, encontrei minha mãe muito quietinha. Dei as boas notícias clínicas do meu pai, mas achei desnecessário falar que o achei também um pouco abatido. Apenas brinquei com ela, dizendo que o Juá, como ela o chamava, já estava sendo Juá por lá também, recebendo elogios dos enfermeiros.

A saturação de oxigênio da minha mãe vinha muito baixa desde o dia anterior, mas, como ela não tinha outros sintomas, como tosse ou falta de ar, não nos alarmamos. Ficamos alerta, mas esperando que logo se normalizaria.

Ocorre que, naquela tarde, a oxigenação chegou a níveis realmente alarmantes e um sintoma me preocupou, de fato: minha mãe já não conseguia ir do quarto à sala ou à cozinha sem parar para descansar. Ela estava muito cansada. Falei para Renata que a levaria ao hospital. Talvez algumas horas no oxigênio fossem suficientes para ela se recuperar.

Fomos devagarinho até o carro. Ela parou inúmeras vezes para descansar. Chegando ao hospital, cumprimos o ritual com que eu já estava familiarizado. Primeiro a triagem; depois aguardávamos a consulta — que, naqueles dias, demorava bastante. Exames para medir níveis de infecção do sangue e raio X do pulmão. Enquanto aguardávamos os resultados, o paciente era encaminhado para uma sala onde, junto a outros pacientes, recebia oxigênio.

Fiquei com ela, lendo, conversando, mas certo de que logo iríamos para casa. Finalmente, fomos encaminhados para o consultório, para termos o resultado dos exames. O médico, olhando o raio X, deu-nos o diagnóstico: minha mãe estava com pneumonia e com 75% dos pulmões comprometidos. Seu estado era muito grave. Ela não voltaria para casa.

Com o hospital completamente lotado, fomos encaminhados, de maneira improvisada, para uma salinha de pequenos procedimentos anexa ao pronto-socorro, até que uma vaga em uma UTI fosse disponibilizada. Em última instância, ela seria encaminhada para outro hospital, mas cuidados urgentes eram necessários. Expliquei a ele que meu pai já se encontrava naquele hospital e que, para além da nossa preferência, seria difícil para nós, da família, administrar os cuidados com eles em dois hospitais diferentes.

A única forma de surgir uma vaga seria pelo falecimento de outro paciente. Foi quando testemunhei, por um pequeno descuido dos médicos, uma conversa macabra. O paciente de um dos boxes provavelmente não resistiria àquele dia, se é que já não teria falecido. Ao checarem, foi o que constataram. O box já estava sendo liberado.

Deus do céu, a esperança da minha mãe e o meu alívio dependiam não da desocupação de um box, mas da morte de uma pessoa, do sofrimento de uma família. Aquele foi um dos piores momentos de toda essa trágica experiência que estávamos só começando a viver.

Minha mãe estava bonita, com um vestido florido e uma faixa também colorida no cabelo. Fiquei fazendo companhia a ela, acarinhando sua cabeça e segurando-lhe a mão, puxando assuntos diversos, até que ela adormeceu. Antes já havia ligado para as minhas irmãs dando a notícia. Renata já estava a caminho do hospital, trazendo algumas coisas de cuidado pessoal solicitadas pelo hospital.

Com meu pai e minha mãe internados, o dia seguinte foi de traçar uma rotina de visitas, cuidados e informações.

Como Danielle e Karine ainda estavam doentes, eu me responsabilizei pelas visitas e por fazer uma pequena mensagem diária de atualização do estado de saúde deles. Danielle dispararia para amigos e parentes, através de alguns grupos de WhatsApp que começavam a se formar. Eram pessoas queridas e que se importavam com eles. Essas mensagens eram sucintas, sempre escritas, e eu buscava repassar o essencial que os médicos falavam e também traduzir a minha percepção do estado de espírito deles. Tentava ser honesto, mas evitava muitos detalhes clínicos e buscava ser sempre esperançoso. Esse processo se repetiu, ininterruptamente, por todos os três meses que eles permaneceram internados.

Havia dias que eu estava realmente esgotado, ou triste, ou nada havia de novo para ser dito. Nesses dias, quando passava do horário e eu não enviava a mensagem, logo recebia uma ligação de Danielle, pedindo-me para escrever. Então eu respirava fundo e tentava fazer isso da forma mais amorosa e respeitosa possível — por eles, meus pais, e também por aqueles que leriam aquela mensagem. Eram pessoas que estavam torcendo, sofrendo e orando por eles. Não podemos desperdiçar amor.

Embora eles estivessem no mesmo hospital, estavam em alas diferentes, logo, o horário dos boletins não era o mesmo. O do meu pai ocorria às 11 horas, e o da minha mãe, às 13 horas. Dessa forma, junto com o tempo das visitas, eu passava entre três e quatro horas por dia no hospital.

04/04/2021

> Hoje, durante o boletim, pude visitar meus pais.
>
> Minha mãe está internada há menos de 24 horas, logo, não houve tempo de reação. Está bem, utilizando pouco O_2 e tomando os medicamentos para controlar a pneumonia. Está com bom espírito e bonita!
>
> Meu pai está com o quadro estável, sem nenhuma complicação. Mas ainda respirando muito mal. Está muito cansado e não tem dormido. Tem brigado com a máscara e fica muito tenso. Conversei com ele, li uns bilhetinhos que os netos escreveram e ele ficou mais animado.
>
> Tivemos mais um dia de vitória!
>
> Continuamos confiantes no cuidado e na ação de Deus.

Esse foi o primeiro dia dessa rotina de visita aos dois. Os bilhetinhos dos netos os deixaram mais animados, mas ambos, especialmente meu pai, estavam muito assustados.

A briga do meu pai com os equipamentos respiratórios era a briga de alguém se afogando, buscando por ar. Essa associação a afogamento, que sempre vinha à minha mente ao vê-lo naquela situação, tem uma razão. Meu pai nunca soube nadar, tinha uma bigorna amarrada nos tornozelos. Ao mesmo tempo, adorava água. Gostava de cachoeira e quase todas as manhãs, após sua caminhada matinal, dava um mergulho no mar. Mas sempre com a água na altura da cintura.

Nós ríamos dele, pois ele mergulhava igual criança, olhos fechados, tampando o nariz e, quando voltava à superfície, saía tropeçando, completamente desorientado. Meu pai nunca lidou bem com a supressão de ar. Se, por alguma razão, ele precisasse de mais alguns segundos para recobrar o equilíbrio após aqueles mergulhos, ele certamente entraria em um estado de pânico. Era esse desespero que ele estava vivendo. Não era somente físico: meu pai tinha fobia de falta de ar. Como alguém com fobia de falta de ar vai reagir quando, na ausência de oxigênio, pedimos a ele para manter-se calmo? Não era racional e, por mais que ele lutasse, era mais forte do que ele.

No dia seguinte, durante a visita, as enfermeiras tentaram levantar o astral do meu pai, mas ele permanecia sério. Então ele me chamou e falou:

— Gustavo, eu não sei o que fazer, eu não estou aguentando mais isso!

Meu pai nunca reclamava de nada. Nunca. Foi a única vez que vi ele dizer que não estava dando conta. A única vez em que eu o vi pedir ajuda. A única vez em que ele gritou por socorro. Minha vontade era tirá-lo de lá e levá-lo para casa. Eu não podia, entretanto, fazer nada.

Naquele dia, quando saí do hospital, eu estava muito triste e chorei novamente.

Nos dias que se seguiram e outras tantas vezes durante aqueles três meses, a Hélia, irmã mais nova da minha mãe, que mora em Ipatinga, Minas Gerais, o Ângelo, seu marido, e a Fernanda, uma querida amiga da nossa família desde os tempos em que morávamos em Goiânia — além de afilhada deles — vinham nos visitar. Nessas ocasiões, eles iam comigo ao hospital para os boletins.

Hélia é muito divertida e, mesmo quando as notícias não eram boas, ela sempre trazia uma perspectiva positiva: "A infecção não melhorou, mas você viu como ela está com a pele bonita?"; "A respiração está crítica, mas viu como ela estava serena?". Eram pílulas de bondade em meio ao sofrimento. A Fernanda, por ser médica, conseguia — algo que não me era possível — ter um nível mais profundo de conversa com os médicos e enfermeiros que cuidavam deles, e isso nos transmitia muita segurança quanto ao tratamento que estava sendo ministrado.

Em uma dessas tardes em que a Fernanda passou no hospital, ela nos disse que minha mãe afirmou gostar muito de viajar, mas que tudo que ela queria, naquele momento, era "estar em casa, com o maridinho dela, assistindo a algum seriado na TV". De repente, fica tão claro o que realmente importa em nossa vida!

À medida que minhas irmãs melhoraram, elas passaram a ir comigo às visitas — ou nos revezávamos nessa tarefa.

Certo dia, minha mãe disse achar que estava tudo bem com minhas irmãs, mas que ela se preocupava comigo. Afirmou que esperava, quem sabe, que, tendo a chance de cuidar do meu pai, eu me aproximasse dele.

Nunca havia parado para pensar nesse meu distanciamento emocional da perspectiva deles. Egoísta, sempre pensava sobre o efeito disso em mim. Como, porém, meu pai e minha mãe se sentiam ao nunca ter o filho de coração presente? Sem conseguir expressar suas emoções? Como meu pai se sentia, na impotência de suas iniciativas em se aproximar de mim, em quebrar esta couraça? Como ele percebia suas próprias limitações? Como ele recebia as minhas?

Em um desses primeiros dias, recebi uma carta do meu filho Davi. Ele se solidarizava comigo, mostrava que sentia o meu sofrimento e expressava sua confiança em Deus pela recuperação dos meus pais. Davi me consolava, dava-me forças, estava ao meu lado em um momento tão difícil para mim.

Então, eu pensei: *Meu Deus, o Davi fez por mim, aos 21 anos, o que eu, aos cinquenta, não havia feito por meu pai: cuidar.* Nem quando ele perdeu o pai, a mãe, nem nos momentos profissionais difíceis pelos quais ele passou. Eu era incapaz de dizer para ele o quanto eu sentia pelo seu sofrimento. Na verdade, eu era incapaz de sentir, de fato.

Ao encontrar com Juliana, eu disse para ela:

— Nosso filho já é homem feito. Quando um filho consegue consolar um pai, ele está pronto para a vida.

06/04/2021

Minha mãe continua melhorando. Os leucócitos caindo e o fluxo de oxigenação necessária reduzindo um pouquinho. Pude visitá-la e conversei bastante com ela. Está mais bem disposta, conversando e respirando melhor e com saudades de casa.

Meu pai acordou muito agitado e não conseguiu retomar um nível de normalidade respiratória. Como ele vinha batalhando esses dias sem um avanço e o quadro hoje regrediu um pouco, os médicos entenderam que era o momento de entubá-lo e este procedimento está ocorrendo neste instante. Esta já era uma possibilidade e temos a certeza de que está sendo feito o melhor para ele neste momento.

Somos gratos a Deus pela vida deles, pelos parentes e amigos que estão conosco, em oração, neste momento, e pelos médicos e enfermeiros que estão cuidando deles.

E permanecemos firmes e confiantes na plena cura deles.

"Vou levar meu pai para o hospital para ele ficar no oxigênio"; "Meu pai foi internado, pois se recuperará mais rápido"; "Meu pai foi para a UTI, pois lá há mais recursos"; "Meu pai será entubado, pois responderá melhor ao tratamento".

Cada má notícia era travestida de uma ação necessária, logo, positiva. Equilibrávamos um pé na realidade dura e na apavorante possibilidade de eles não darem conta, e o outro pé na fé e na esperança. Ou seria no autoengano? Mas que outro jeito?

No dia 8 de abril, minha mãe também foi entubada.

VNI, intubação, extubação, traqueostomia, troca de cânula, gasometria arterial, coleta de PCR, urocultura, cultura de secreções. BiBAP, CPAP, Trilogy. *Pseudomonas aeruginosa*, *klebsiella*, KPC, *Staphylococcus aureus*. Fentanil, noradrenalina, amicacina, quetiapina, precedex, metronidazol, sulfassalazina, propofol. De repente, todo um dicionário foi inserido no nosso vocabulário. Eram aparelhos, tratamentos, bactérias e drogas. Palavras que nunca havíamos ouvido precisaram ser aprendidas rapidamente.

Normalmente, eu saía do escritório às 10h15 para chegar com calma ao hospital e, às 11 horas, estar na porta da UTI.

Esse caminho era terrível. Ficava com o peito apertado, com medo da notícia que viria. Uma notícia boa, e entenda-se por boa não ruim, era um alívio. Visitá-los, no entanto, sabendo que o quadro havia piorado era devastador. Tinha que buscar forças para transmitir paz e esperança para eles.

Esperança! A emoção mais preciosa. Acho que o contrário do medo não é a coragem, mas a esperança. E, assim como havia vivido no Everest, quando me machuquei, e, sem ferramentas, só me restou depositar minha esperança em Deus, agora eu vivia algo semelhante. Mas uma coisa é não fazer o cume de uma montanha, por mais que eu desejasse profundamente; outra coisa era a possibilidade de perder meu pai e minha mãe. Confiar no outro é confiança, confiar nas circunstâncias é otimismo. Quando tudo parece não ser suficiente, eis o momento de a esperança entrar em campo. A dose diária de esperança. E esta tem algo de sublime, origina-se e se manifesta no divino.

Passamos a viver uma montanha-russa. Um dia a capacidade respiratória estava boa, mas a infecção não melhorava; em outros, os rins trabalhavam bem, mas os pulmões estavam fracos. E havia dias em que tudo piorava de uma vez. Esses eram os piores. Uma coisa que, rapidamente, observamos é que, quando havia uma intercorrência mais séria, eles nunca voltavam para o estágio anterior. Voltavam sempre umas casas atrás naquele trágico tabuleiro. Assim, ao invés de ser um passo para trás e dois para a frente, como diz o senso comum, era o inverso, dois passos para trás e apenas um para frente.

Outra coisa que aprendemos é que não melhorar é piorar. Receber o boletim dizendo que o quadro permanece estável traz um alívio momentâneo, afinal podia ser pior, mas é enganoso. O quadro estável só é bom quando vem depois de uma intercorrência grave; mas, a partir daí, não é o bastante. Não melhorar é contar os dias para uma outra intercorrência.

Para sair dali, não bastava não piorar. Era necessário melhorar.

14/04/2021

> Meu pai fez a traqueostomia ontem e encontra-se extubado! Foi um grande avanço e somos muito gratos a Deus por isto.
>
> Ele está consciente, tranquilo, se comunicando devagar e apertou forte minha mão. Ouvimos música, mostrei um vídeo gravado pelas meninas e lemos os Salmos 91 e 121.
>
> Minha mãe será pronada hoje, novamente. A saturação dela caiu um pouco e o médico achou prudente. Hoje foi o último dia do antibiótico. Foram feitas as culturas para avaliar a permanência, suspensão ou eventual troca do medicamento.
>
> É uma luta muito grande deles para melhorar. Pedimos a Deus que esteja com eles, ajudando-os, dando força, coragem e descanso. Quanto a nós, continuamos firmes na fé e na esperança.
>
> Mais um dia!

Meu pai passou por duas tentativas de extubação malsucedidas e, por fim, acabou tendo que fazer uma traqueostomia. Ele estava com a boca, por dentro e por fora, em carne viva — além das narinas. Seu olhar era de sofrimento. Penso que o insucesso desses dois procedimentos foi determinante no desenrolar de sua recuperação.

Ainda assim, naquele momento, estávamos realmente otimistas. Ele continuou melhorando nos dias que se seguiram e ousamos sonhar com a ida dele para o quarto. Minha mãe lutava contra uma infecção, mas também vinha melhorando devagar.

Foram dias de entusiasmo!

18/04/2021

Hoje foi um bom dia, graças a Deus!

Meu pai estava muito ativo e consciente, porém sereno.

Demos uma prancheta com caneta e ele escreveu algumas coisas, que fomos "decifrando" junto com ele:

Aniversário da vovó 22/04.

Meu filho, me considero curado.

Foi bastante emocionante!

A infecção está controlada e o machucado da boca e nariz bem melhores.

Minha mãe mantém, pelo terceiro dia, bons parâmetros respiratórios, porém não despertou suficientemente para a tentativa de extubação. O médico optou por já fazer a traqueostomia direto, o que deve ocorrer amanhã.

Hoje é dia de agradecimento a Deus, que tem cuidado deles.

Como meu pai, em função da traqueostomia, não conseguia falar, levamos um tablet para ver se ele conseguia escrever alguma coisa. Ocorre que ele não tinha firmeza nas mãos e os poucos rabiscos precisaram ser decifrados, como em um jogo de mímica, que logo se mostrou bastante frustrante e cansativo para ele.

Mas, nesse dia, ele rabiscou algumas coisas. Falou alguma coisa da vovó Hebe, mãe dele, já falecida. Perguntou do aniversário da minha mãe, que ocorreria dali a alguns dias e, veja só, escreveu a senha da conta bancária da minha avó Elza, mãe da minha mãe, que tinha, na época, 99 anos, e cujos depósitos mensais oriundos da aposentadoria meu pai administrava. Como ele, voltando de uma entubação, cheio de remédios fortes para dor, conseguiu se lembrar dessas coisas?

Acho que havia um ímpeto, uma urgência em resolver pendências do dia a dia que estavam sob sua responsabilidade.

22/04/2021

Meu pai está sem sedação, porém ainda sonolento.

Assim que ele estiver mais desperto, os médicos iniciarão a redução dos equipamentos de auxílio respiratório.

Um passo de cada vez.

Hoje comemoramos o aniversário da minha mãe!

Excepcionalmente, o médico deixou três entrarem, Karine, Danielle e eu.

Decoramos o quarto com balões e cartazes dos netos, levamos um bolo, cantamos parabéns com as enfermeiras, oramos com ela e cantamos *We are the champions*, do Queen, que ela tanto gosta.

Ela estava consciente e se emocionou bastante.

Os parâmetros estão bons e logo também iniciarão a diminuição do aparelho auxiliar.

Agradecemos a Deus a vida dos meus pais, em especial da minha mãe no dia de hoje.

Permanecemos confiantes e esperançosos.

Se hoje comemoramos o aniversário da minha mãe com ela consciente; se meu pai vinha melhorando aos poucos, podíamos nos dar o direito de sonhar em estarmos logo em casa. Sim, hoje nos reservamos o direito de sonhar em termos a vida deles, e de todos nós, de volta. Por hoje, isso basta.

Parece que as três semanas de internação começavam a cobrar deles um preço emocional, e este era o nosso desafio: estimulá-los e não deixá-los abatidos. Acho que, em parte, isso ocorria devido à nossa dificuldade de comunicação, uma vez que, por causa da traqueostomia, não conseguíamos conversar. Partia meu coração vê-los tentando nos dizer alguma coisa e não entendermos.

Com meu pai, especialmente, era muito triste quando ele se esforçava para me dizer algo e, no meu insucesso em compreender, ele se recostava na cama e fechava os olhos, resignado. Aquilo me doía demais. Se isso abalou seu estado de espírito, abalou também o meu, por mais que eu tentasse ocultar. Eu ficava extremamente ansioso antes de visitá-lo, com receio de mais uma frustração na nossa tentativa de comunicação.

Mas eu havia feito um pacto comigo. Tudo isso não era por mim, era por meu pai e minha mãe. Eu suportaria, com amor, o tempo que fosse necessário. Aquele era o momento em que eles precisavam de mim e eu cuidaria deles com todas as minhas forças e com todo o meu coração. Na divisão de tarefas daquele momento, cabia aos meus pais o sofrimento. A mim, tentar tornar o fardo deles um pouco mais leve.

Depois eu me preocuparia comigo. Depois eu cuidaria da minha saúde física, da minha saúde mental e outros raios de saúde com que eu tivesse que lidar. Não agora, não hoje.

27/04/2021

As notícias hoje não são boas.

Minha mãe sofreu uma parada cardíaca esta noite.

Meu pai sofreu um choque anafilático.

Ambos foram prontamente e devidamente medicados, mas estão sedados.

O estado deles é grave.

"Elevo meus olhos para os montes, de onde me virá o socorro?

O meu socorro vem do Senhor que fez os céus e a terra".

Embora eu tenha sido econômico nas informações, as notícias desse dia foram devastadoras para todos nós, bem como foram um divisor de águas em relação a como passamos a enxergar a situação dos meus pais.

Até então sofríamos com o sofrimento deles, frustrávamo-nos com a lentidão da evolução deles, cheia de idas e vindas. Claro que compreendíamos a gravidade do estado, mas não podíamos admitir outro desfecho que não fosse a cura total.

Agora, não. A morte bateu à porta. Não podíamos mais fugir dessa possibilidade. A batalha que eles enfrentavam subiu de nível, passou a ser não uma luta para a plena recuperação, mas uma luta pela vida: esse sutil ajuste de perspectiva mudava tudo.

Os horários dos boletins haviam sido alterados, de maneira que nesse dia eu recebi primeiro as notícias referentes à minha mãe. O médico responsável pela UTI onde ela estava, e com quem falávamos, diariamente, era uma pessoa ímpar, tanto na competência profissional como na maneira tão humana com que conversava com todos, cheio de paciência e cuidado.

Naquele dia, ao cumprimentá-lo, não encontrei seu olhar. Então, ele, calmamente, mas de forma clara e direta, contou-me que minha mãe havia tido uma parada cardíaca de madrugada. A luta para reanimá-la levara treze minutos, tempo excessivamente longo. Explicou-me, também, dos procedimentos que seriam tomados a partir de então. Disse ser cedo para saber se haveria sequelas físicas ou neurológicas.

Minha mãe estava sedada. Ela nunca mais retornaria à plena consciência.

Ainda completamente atordoado com a notícia da minha mãe, dirigi-me à ala onde meu pai estava internado, para receber o boletim dele. Andei por aqueles corredores, desci e subi aquelas rampas como se fosse um zumbi. Após esperar um tempo que não sei precisar se longo ou curto, fui chamado pelo médico. Meu pai havia tido um choque anafilático momentos antes da parada de minha mãe.

O chão, que já me faltava, sumiu de vez. Ouvi, impassível, suas explicações, fiz algumas perguntas, mas eu não conseguia raciocinar direito. Se quanto à minha mãe o susto aguçou minha necessidade de compreensão do seu quadro clínico, agora, quanto a meu pai, eu ouvia o médico falar, mas não escutava mais nada.

Agradeci, saí da sala, peguei o elevador rumo à saída, mas não me lembrava de onde havia estacionado o carro. Saí andando a esmo pelo estacionamento, debaixo do sol forte do início da tarde. Não tenho a sensação de que me faltavam forças, acho que estava anestesiado. Precisava, entretanto, organizar minhas ideias, precisava saber como avisaria às minhas irmãs, precisava saber como e em que tom eu escreveria a mensagem de atualização do dia, para dar a notícia aos nossos parentes e amigos.

A MONTANHA RUSSA – fragmentos

28/04: Diante das intercorrências de ontem, as notícias hoje são positivas, graças a Deus.

01/05: Meu pai está sem sedação, mas continua dormindo.

Minha mãe iniciou com um novo antibiótico para controlar um outro foco de infecção.

03/05: Há uma certa preocupação por parte dos médicos em relação ao longo período de internação. O tempo torna este desmame mais difícil para eles, o que pode gerar novas complicações.

04/05: A médica do meu pai nos recebeu hoje dizendo "é tempo de paciência".

07/05: Minha mãe teve uma nova complicação e precisou ser reintubada.

08/05: Meu pai teve mais um dia de reabilitação, e como esta palavra nos traz alívio.

Minha mãe permanece em estado bastante delicado.

09/05: Hoje meu pai sorriu! Isto nos basta para o dia de hoje.

10/05: Minha mãe não melhorou as funções renais.

11/05: Minha mãe fará a broncoscopia logo mais.

12/05: Meu pai segue firme rumo à recuperação.

O procedimento da minha mãe foi bem-sucedido. O estado dela é grave, mas só precisamos de uma batalha por dia e a de hoje está vencida, graças a Deus.

14/05: Meu pai teve alta para ir para o quarto!

15/05: Minha mãe deve fazer uma ressonância, para avaliar a questão neurológica.

20/05: Meu pai teve uma intercorrência hoje. Uma rápida parada respiratória, logo controlada. Os médicos acharam prudente, contudo, retornar com ele para a UTI.

Após uma das visitas, Danielle disse a nós, irmãos, que os médicos gostariam de falar conosco sobre cuidados paliativos. Eu não sabia do que se tratava, exatamente. Achava que era uma variação suave e legalizada da eutanásia, e foi com esse pensamento tão equivocado que fomos conversar com os médicos e com a psicóloga.

Eles nos explicaram que o Hospital Santa Rita adotava, com a autorização da família, protocolos de cuidados paliativos para diminuir o sofrimento do paciente.

“Mas tudo o que estamos fazendo não é para diminuir o sofrimento deles? O que muda, então? E a cura, não ficaria comprometida? Isso não significa que estamos desistindo deles? Como manter a esperança se deixarmos de fazer tudo o que está ao nosso alcance?"

Eles responderam pacientemente as nossas dúvidas. Eu ouvia na defensiva, sentindo-me muito mal com tudo aquilo. Aquela era uma conversa que eu não gostaria de ter. Aquele era um lugar em que eu não gostaria de estar. Eu não fico seguro em caminhar nessa direção.

Eu, eu, eu. E eles?

E se eles não quiserem mais? E se eles entenderem que viveram o melhor da vida e preferirem não ter que enfrentar todo o sofrimento que as sequelas, que já sabíamos graves, deixariam para o tempo que restasse a eles?

Nietzsche disse: "A morte só não é aterrorizante quando a vida já se consumou". Nós estávamos aterrorizados, claro. Mas e se eles estivessem em paz com a vida que tinham vivido, com as escolhas que tinham feito, com os erros e acertos cometidos? E se eles já tivessem perdoado as mágoas secretas (ou nem tanto) que guardavam em seus corações? E se eles já tivessem aceitado, com compaixão, suas próprias falhas e se livrado de suas culpas? E se eles, com todo o tempo e sofrimento, já estivessem em tal intimidade com o amor e o perdão de Deus, que nada disso fosse mais tão importante assim?

E se a vida os estivesse convidando para uma última dança, e eles estivessem prontos para aceitar?

Talvez eles estivessem prontos, mas nós ainda não estávamos. Antes de darmos a nossa resposta aos médicos quanto à nossa concordância ou não acerca do tratamento paliativo, nós quatro nos reunimos e decidimos que aquela não poderia ser uma decisão da maioria — e sim uma decisão unânime. Ou iríamos todos juntos ou não iríamos, pelo menos até que estivéssemos todos prontos.

Por ora, concordávamos apenas em reduzir alguns procedimentos mais invasivos para lhes dar um pouco mais de conforto. Por exemplo, eles eram furados três ou quatro vezes por dia para coleta de sangue para exames diversos. Reduziríamos a uma vez apenas. Apenas coisas assim. Foi até onde conseguimos ir.

A possibilidade de perder meus pais desorganizava o meu senso de passado e futuro. Um futuro sem meus pais: sem as ligações diárias para meu pai, sem o brilho nos olhos da minha mãe ao me ver, sem ela me contar dos últimos livros que tinha lido e dos filmes a que tinha assistido, sem os almoços de sábado e, principalmente, sem o pilar de apoio e ajuda que eles representavam para mim. Agora seria por minha conta, e eu não sei se estava pronto — ou se algum dia estaria.

Mas o passado também deixava de ser o que sempre foi. A presença dos meus pais deixava o passado sempre vivo, inteiro e presente. Agora, sem eles, o passado tornava-se poroso, gasoso.

O escritor e psicanalista Irvin D. Yalom recorre ao romancista tcheco Milan Kundera para descrever com precisão esse sentimento: “O que nos aterroriza mais sobre a morte não é a perda do futuro, mas a perda do passado. Na verdade, o ato de esquecer é uma forma de morte sempre presente na nossa vida".

Uma tarde, no escritório, recebi uma mensagem de áudio de um grande amigo, o José Loureiro. Era um áudio de 23 minutos.

O Zezinho era a pessoa mais intensa que eu já tinha conhecido, vivia cada átimo de segundo como se aquilo fosse lhe escapar, tinha uma paixão pela vida, amava seus filhos, sua esposa, seus pais e seus irmãos como se aquilo tudo não coubesse nele. Ele dedicava esse mesmo amor aos seus amigos, dedicava a mim.

Ocorre que eu não conseguia viver na mesma frequência de intensidade que ele; aquilo queimava os meus fusíveis, e acabei me afastando um pouco dele. Para amá-lo eu precisava manter uma certa distância.

De vez em quando, ele me mandava uns áudios no meio do dia ou de madrugada, dizendo-se saudoso, contando piadas, cantando, bem coisa dele mesmo. Mas 23 minutos? Isso fugia ao padrão até mesmo dele.

O Zezinho havia perdido, em um espaço de três semanas, o pai e a mãe por covid havia exatamente um ano. Acompanhei, de perto, sua dor, uma dor dilacerante, um sofrimento do qual ele não conseguiria se livrar... Acho que, ao acompanhar minha situação com meus pais, ele revisitava essa ferida ainda tão aberta.

Naquele dia, eu estava sem carro e voltaria a pé para casa. Quando eu estou de cabeça quente, eu gosto de fazer o trajeto de quinze ou vinte minutos a pé do trabalho até minha casa. Respirei fundo e comecei a ouvir a mensagem do Zé. Brincalhão, ali ele falava muito sério. Começou dizendo que não sabia se estava fazendo o certo ao me dizer o que estava querendo dizer, e que não teria coragem de falar pessoalmente — daí a mensagem quilométrica.

Em seguida ele discorreu sobre as várias fases da internação dos seus pais e o processo de aceitação dele até os falecimentos. Por fim, ele soltou a pedrada:

— Juarez, você precisa ajudar os seus pais a partir.

Meu papel, neste momento, é ajudar os meus pais, tornar o fardo deles mais leve. Isso é o que eu vinha repetindo para mim mesmo nos últimos sessenta ou setenta dias. Seria o que o José Loureiro falou, a ajuda que eu precisaria dar ao meu pai e à minha mãe naquele momento?

Marilyn Yalom, confrontando sua iminente morte, disse: "Recentemente, eu passei a compreender que uma pessoa mantém-se viva não apenas para si mesma, mas também pelos outros". Meus pais estavam prontos para morrer e, talvez, o último gesto de generosidade deles fosse exatamente este: esperar que seus filhos também estivessem prontos.

Eu não tive coragem de assumir uma postura tão ativa nesse sentido naquele momento, mas comecei a mudar o meu comportamento. Pouco a pouco, fui conversando com minhas irmãs sobre isso, mas tenho certeza de que elas também já vinham, conscientes ou não, sentindo algo semelhante. Também passei a dedicar mais espaço, no meu pensamento, à gratidão por tê-los como pais do que na luta em como mantê-los vivos a qualquer custo. Essa também é uma forma de amor. E era desse amor que eles precisavam naquele momento: o amor não egoísta, que liberta e que aceita. O amor mais pleno; logo, o mais difícil que existe.

Agora eu precisava dizer isso a eles.

O Zezinho morreu no final daquele mesmo ano de 2021, na véspera do Natal, após quase dois meses de internação em função de uma infecção. Na verdade, eu acho que ele nunca superou a dor pela morte dos seus pais. O abraço do Zé era um lugar bom de se estar. Eu sinto muita saudade dele.

Nas visitas que se seguiram, quando estava sozinho com eles, eu procurava apenas estar, senti-los, transmitir meu amor gratuitamente, sem cobrar que eles me devolvessem esse amor tentando ficar curados.

Aos poucos, fui conseguindo dizer para eles, baixinho, no pé do ouvido, que nós, seus filhos, estávamos prontos para tudo, fosse para cuidar deles, caso se recuperassem, e esse era o nosso desejo, mas que também estávamos prontos para caminhar sem eles. Que o que estávamos vivendo ali nos conectaria eternamente, independentemente de tempo, distância, plano ou forma. Dizia que ficaria tudo bem conosco e com os seus netos, e que cuidaríamos uns dos outros, como eles nos ensinaram e como sempre fizemos.

Eu falava essas coisas quando eles estavam dormindo, mas sabia que escutavam. Havia dias, porém, em que eu não conseguia dizer em voz alta. Então eu falava só no meu pensamento. Também tinha a certeza de que eles estavam escutando.

28/06/2021

Querida família e queridos amigos,

Meu pai partiu nesta manhã. Ele teve um bom momento ontem, talvez para se despedir da gente, mas nesta manhã ele sofreu uma parada cardíaca e não resistiu.

Somos imensamente gratos a Deus pela vida dele, pela graça de tê-lo como pai e por cada dia que passamos ao lado dele.

Todos vocês que estão conosco em oração durante este tempo recebam a gratidão do fundo do nosso coração.

O velório será amanhã às 8h no Cemitério Jardim da Paz, e o sepultamento será às 10h.

"Este é o dia em que o Senhor agiu;

alegremo-nos e exultemos neste dia".

Salmos 118:24

Danielle, Karine, Juarez Gustavo e Renata.

Era uma segunda-feira: eu estava no escritório quando, por volta de 9h30, recebi uma ligação, no celular, de um número desconhecido. Quem está com os dois pais hospitalizados não pode se dar ao luxo de não atender ligação de número desconhecido.

Uma mulher se identificou como sendo do Hospital Santa Rita pedindo que eu fosse para lá com os documentos de identidade do meu pai. Com medo de sua previsível resposta, não perguntei do que se tratava. Saí rapidamente e fui para a casa deles buscar os documentos. Peguei e voei para o hospital.

Por volta de 10h30, na ala da UTI, fui recebido pelo médico e pela psicóloga, mas não era o horário do boletim. Então, eles me informaram que meu pai havia tido uma parada respiratória naquela madrugada e, apesar dos esforços para reanimá-lo, ele estava muito fraco para reagir.

Na tarde anterior, domingo, Davi fora visitá-lo comigo. Estavam passando jogos de futebol na TV e Davi ficou dando notícias para ele, falando do Vasco, seu time do coração. Ele estava atento e comunicativo com os olhos, segurou nossa mão com força e, provavelmente, esforçava-se para mostrar ânimo. Mal sabíamos que eram suas últimas forças.

Dizem que as pessoas doentes em estado grave têm um lampejo de melhora quando querem se despedir. Meu pai estava se despedindo de nós. Antes de sair, fizemos uma oração com ele, eu peguei um pente e penteei seus cabelos finos e prateados, fiquei fazendo carinho em suas mãos, dei um beijo em sua testa. Saímos em paz do hospital naquele dia.

Por mais dolorosa que fosse a notícia, todos nós sabíamos que a qualquer momento ela chegaria. Revesti-me, novamente, do "modo tomar providências", liguei para Juliana — que foi só amor —, pedi a ela que avisasse aos meninos. Depois liguei para as minhas irmãs.

Logo estavam todos no hospital. Dividimos um pouco das tarefas: eu e Juliana cuidamos das questões mais burocráticas; as meninas estavam avisando aos amigos e aos parentes, cuidando do rápido velório que ocorreria no dia seguinte. À tarde, todos nós nos encontramos na casa deles. Recorrentemente, naqueles meses em que eles estiveram internados, nós nos encontrávamos lá. Era o nosso QG! Naquelas ocasiões, orávamos por meus pais, eu acompanhava minhas irmãs nas rezas de terço, agradecíamos a Deus e pedíamos por eles. Conosco sempre estavam o tio Gilberto e a tia Rita, irmão e cunhada da minha mãe, e alguém mais de fora que estivesse aqui, a Hélia, o Ângelo e a Fernanda.

Naquele dia, os netos também vieram todos e a casa estava cheia, do jeito que eles gostavam, e, apesar da profunda tristeza que cada um, à sua maneira, sentia, havia um lampejo de alegria por estarmos juntos, por tantas lembranças boas e divertidas, porque ele tinha cumprido seu papel.

01/07/2021

> Seguimos firmes com minha mãe!
>
> O quadro dela permanece grave e o foco do tratamento, neste momento, continua sendo vencer as infecções.
>
> Ela estava bastante sonolenta, porém linda e serena!
>
> "Mas os que esperam no Senhor renovarão as suas forças e subirão com asas como águias; correrão e não se cansarão; caminharão e não se fatigarão".
>
> Isaías 40:31

Nem mesmo no dia da morte do meu pai deixamos de visitar a minha mãe. No dia do seu sepultamento, deixei o cemitério por volta das 12 horas e me encaminhei direto para o hospital para ouvir o boletim, às 13 horas, e visitá-la. Mesmo com os olhos cerrados, ela fazia alguns movimentos com as pálpebras, talvez involuntários, talvez querendo me dizer algo.

Eu aceitava tudo e qualquer coisa que ela fosse capaz de me dar. Não havia nem pouco, nem muito: tudo era suficiente.

Era inevitável pensar em como seria a vida da minha mãe, caso ela se recuperasse, lidando com as sequelas de sua doença e a ausência do meu pai. Era também impossível não pensar que ela já, já poderia ir se encontrar com ele. Mas eu tentava evitar aqueles pensamentos. Buscava apenas estar com minha mãe e transmitir a ela que a amávamos e que ela poderia contar conosco.

Naquele dia, eu falei baixinho, no seu ouvido, que nós estávamos com ela, sempre. Não saiu dos meus lábios que meu pai havia partido — mas, francamente, precisava? Depois de tudo o que havíamos presenciado entre eles nesses três meses, melhorando e piorando na mesma cadência, havia alguma dúvida de que ela sabia?

03/07/2021

Querida família e queridos amigos,

Minha mãe partiu no final da noite passada.

Todos estes dias após a morte do meu pai ela tem estado tranquila e serena, e assim ela se foi para encontrar com ele na morada de Deus: bonita, com graça e em paz!

Muito obrigado, querida mãe, por existir na nossa vida. É um amor que sentimos por você que não cabe no nosso peito.

Nós faremos o velório hoje às 14 horas no Cemitério Jardim da Paz, em Laranjeiras, e o sepultamento será às 16 horas.

> "Pois tudo o que Deus criou é bom, e nada deve ser rejeitado, se for recebido com ação de graças, pois é santificado pela palavra de Deus e pela oração".

Meu pai e minha mãe sempre souberam a hora de chegar e sair dos lugares. Foi assim quando eles, ainda tão novos, saíram da aba dos pais e foram buscar o caminho próprio em Brasília. Também foi assim quando fomos para Goiânia e, então, quando mudamos definitivamente para Vitória.

Eu quase consigo escutar meus pais conversando, como um filho pequeno bisbilhotando atrás da porta, nesse momento que antecedeu a morte dos dois. Minha mãe dizendo a ele: "Juá, vamos?". Meu pai fazendo alguma ponderação em relação aos filhos, depois resistindo em função de coisas que, por mais organizado que fosse, talvez pensasse que ainda estivessem por resolver.

Minha mãe falaria, novamente: "Os meninos já estão grandes, já podem se virar sozinhos. Além do mais, de agora para frente, nós daríamos cada vez mais trabalho e nós nunca quisemos ser um peso para eles".

Certamente esse argumento bateria fundo no meu pai. Eles nunca gostaram de dar trabalho, sempre buscaram ser leves para nós. Mais: eles sempre acharam que, em certas ocasiões, os pais precisam recuar ou estacionar para os filhos avançarem.

A conversa deles continuaria: "Vamos, Juá", minha mãe insistiria. "Será como quando mudamos de cidade. Lá também era tudo novo, não conhecíamos ninguém". Conhecendo um pouco da alma da minha mãe, chegaria a sentir, na sua voz, a ânsia por um novo desafio, tão típico dela: "Naquela época, nós também sentimos medo e, olhe para trás, com tudo o que passamos, vivemos e sofremos, o saldo é tão positivo!". Meu pai continuaria ponderando, sentindo o peso da responsabilidade da decisão.

Àquela altura, minha mãe, consumida pela curiosidade, já não conseguiria esconder sua vontade. Talvez já estivesse até fazendo planos. Ela estava sentindo algo que não sentia há muito tempo e que sempre foi marcante na sua personalidade: o gosto de experimentar o novo. Ela sentia novamente o vigor, o ímpeto, o entusiasmo quase inconsequente da juventude. Ela amava a vida mais do que nunca, e estava pronta para deixá-la! Eles trocariam olhares. Meu pai, contagiado, daria um sorriso moleque, de quando está se divertindo com algo, talvez já imaginando as novas aventuras que viveria com minha mãe. Então, ele retomaria a seriedade e, cavalheiro que sempre foi, diria: "Minha filha, está bem, vamos. Mas com uma condição: eu vou na frente".

Corajosos que sempre foram, partiram.

Meu pai.

A Renata, minha irmã, costumava dizer para o meu pai: "Pai, não mude em nada, nunca". Isso sempre me lembrou a música de George Harrison na voz da Zizi Possi: "Seu coração tem algo que nunca muda, mas que também não envelhece nunca".

Nós, sim, mudamos, crescemos, acertamos e erramos, abraçados e acolhidos por esse coração, nosso porto seguro. O fato é que era bom estar ao lado do meu pai, encontrá-lo. Nós sempre saíamos melhores do que havíamos chegado. Fosse uma preocupação, um aborrecimento, uma tristeza, ele sempre dividia conosco e, então, ficávamos mais leves ou enxergávamos com mais clareza. Fosse uma alegria, e ela se tornava ainda mais completa.

Por isso tinha algo nele que não queríamos que mudasse nunca. Por isso era algo que nunca envelhecia. Me lembro dos nossos encontros de sábado, na casa deles, quando os netos chamavam o vovô para descer para jogar bola na quadra, naquele calor de duas horas da tarde, após o almoço, quando tudo que a gente quer é tirar um cochilo, e, claro, ele ia. Achando bom! Aliás, ele era doido por esses netos, até mesmo os flamenguistas. Quem quer mudar isso? Eu falava quase diariamente com meu pai. Ele me ligava para nada, apenas para perguntar se eu ou a Juliana estávamos precisando de alguma coisa. O mesmo ele fazia com as meninas. Nunca nos trazia um problema. Quem quer mudar isso? A gente quer isso para sempre. A gente quer um pedaço desse coração que não muda e não envelhece nunca. E meu pai nos deu isso, para sempre.

Minha mãe.

Minhas irmãs dizem que minha mãe era minha puxa-saco. Mas isso é intriga. Talvez só um pouquinho, né?

Minha mãe era distraída, e como nós ríamos das suas histórias, algumas realmente inacreditáveis!

Minha mãe era nostálgica. Ela sofria com a passagem do tempo, com as lembranças, especialmente quando ela via fotos dos netos pequenos.

Ela tinha um senso de dever e responsabilidade gigantes. Pedir à minha mãe para faltar aula? Esquece.

Talvez uma das características mais marcantes da minha mãe era o seu amor por aprender. Ela nunca parou de estudar; mesmo agora, na pandemia, ela mantinha-se firme nas aulas de inglês on-line. Essa curiosidade por aprender coisas novas fez com que minha mãe fosse capaz de algo que, particularmente, acho muito difícil: ela abria e encerrava os ciclos da sua vida com muita garra, muita determinação, mas também com graça. Não era fácil, certamente, mas ela fazia não parecer tão difícil.

Minha mãe dizia que gostaria que os netos se lembrassem dela como aquela avó que gostava de viajar pelo mundo. Mal sabe ela que as lembranças que ela plantou no coração desses meninos vai muito além disso...

Meu pai e minha mãe.

Se, individualmente, eles eram tão incríveis, juntos é que, como dizem, a magia acontecia. Por isso é tão difícil para nós dissociarmos um do outro. E, ao que parece, era difícil, também para eles, imaginar a vida de um sem o outro.

Talvez por isso eles tenham adoecido juntos, ido para o hospital juntos e partido juntos. Os médicos e enfermeiros nos diziam, com admiração, sobre a conexão entre eles: quando um melhorava, o outro melhorava; quando um tinha uma complicação, o outro também tinha. Como explicar isso? Não sabemos. Mas sabemos que, de alguma forma, em alguma outra sintonia, eles se comunicavam.

Seria muito difícil para minha mãe viver sem meu pai, assim como para ele viver sem ela.

Por essa perspectiva, a partida dos dois, praticamente juntos, foi uma bênção, um presente de Deus.

Todo esse tempo em que tivemos a oportunidade de cuidar deles experimentamos e aprendemos muitas coisas, mas duas foram especialmente fortes: a ESPERANÇA e a GRATIDÃO.

O homem vive sem muitas coisas, mas ele não pode viver sem esperança. E esta só se manifesta na insuficiência dos recursos do homem e na total dependência de Deus.

Já a gratidão foi uma escolha. Escolhemos ser gratos por todas as coisas, assim como Paulo recomendou aos Tessalonicenses: "Em tudo dai graças, pois esta é a vontade de Deus para convosco".

Com esse espírito de esperança e gratidão, nós devolvemos nossos pais a Deus. Tome-os, Senhor, são seus. Que sua vontade se cumpra.

Todos nós pedimos incessantemente pela cura deles, mas pedíamos, acima de tudo, que a vontade de Deus se cumprisse. Pois a vontade de Deus se cumpriu. E o bom da vontade de Deus é que ela é perfeita. Ela não dá margem para especulação, arrependimento ou lamentação.

Como a passagem bíblica preferida da minha mãe diz, em Eclesiastes 3:

"Tudo tem o seu tempo determinado e há tempo para todo o propósito debaixo do céu. Há tempo de nascer e tempo de morrer, tempo de plantar e tempo de arrancar o que se plantou. Tempo de chorar e tempo de rir, tempo de prantear e tempo de dançar."

O momento é de choro e estamos com o coração partido. Nos falta chão, mas não nos falta paz. Cumpriremos o nosso luto com a gratidão por cada minuto que tivemos o privilégio de viver com eles e na esperança de que o tempo de alegria retornará e, então, sobrará a saudade desses pais, avós e amigos maravilhosos.

Generosos até na hora da partida, essa foi a última lição que meu pai e minha mãe, tão amorosamente, deixaram para nós.

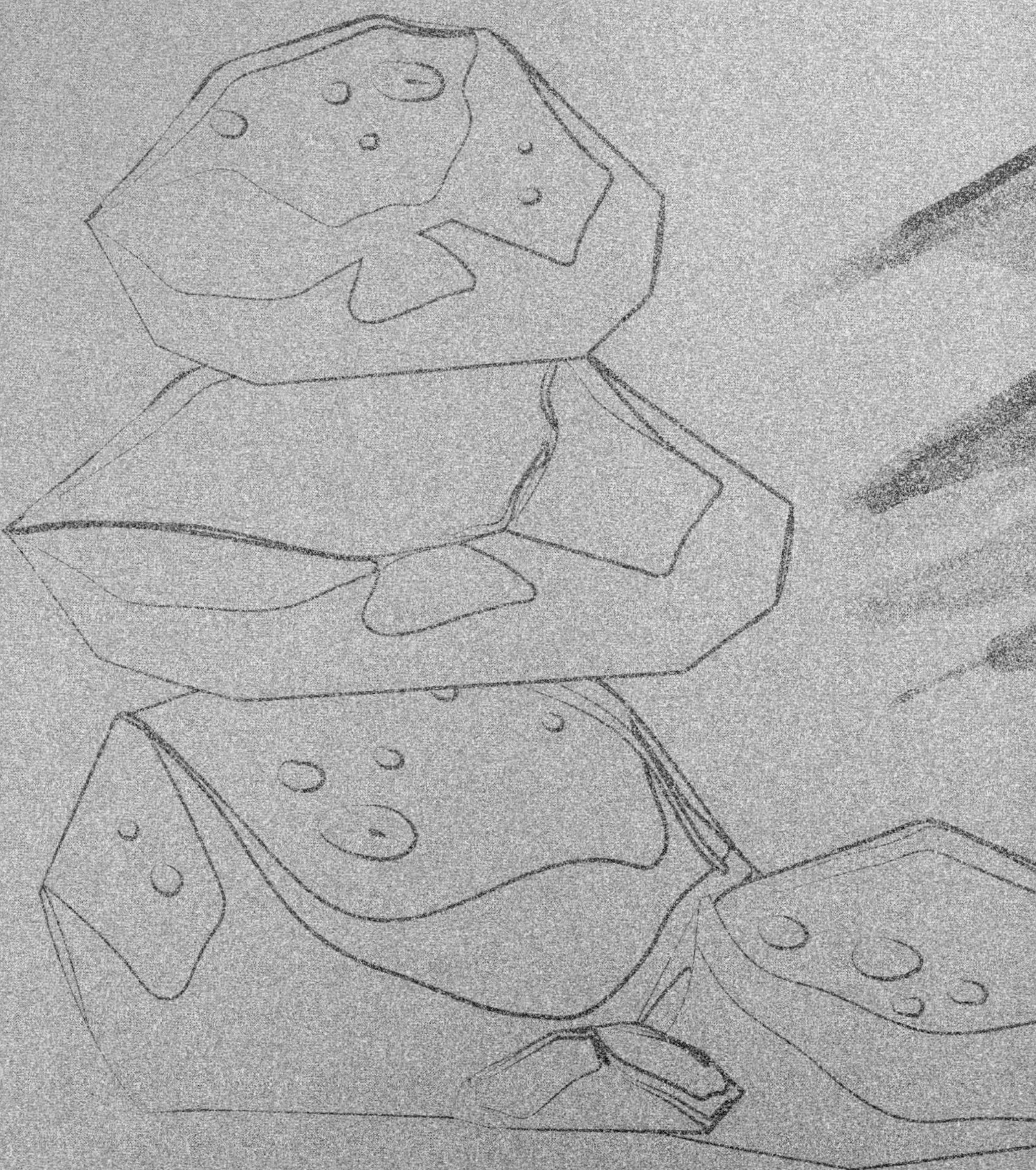

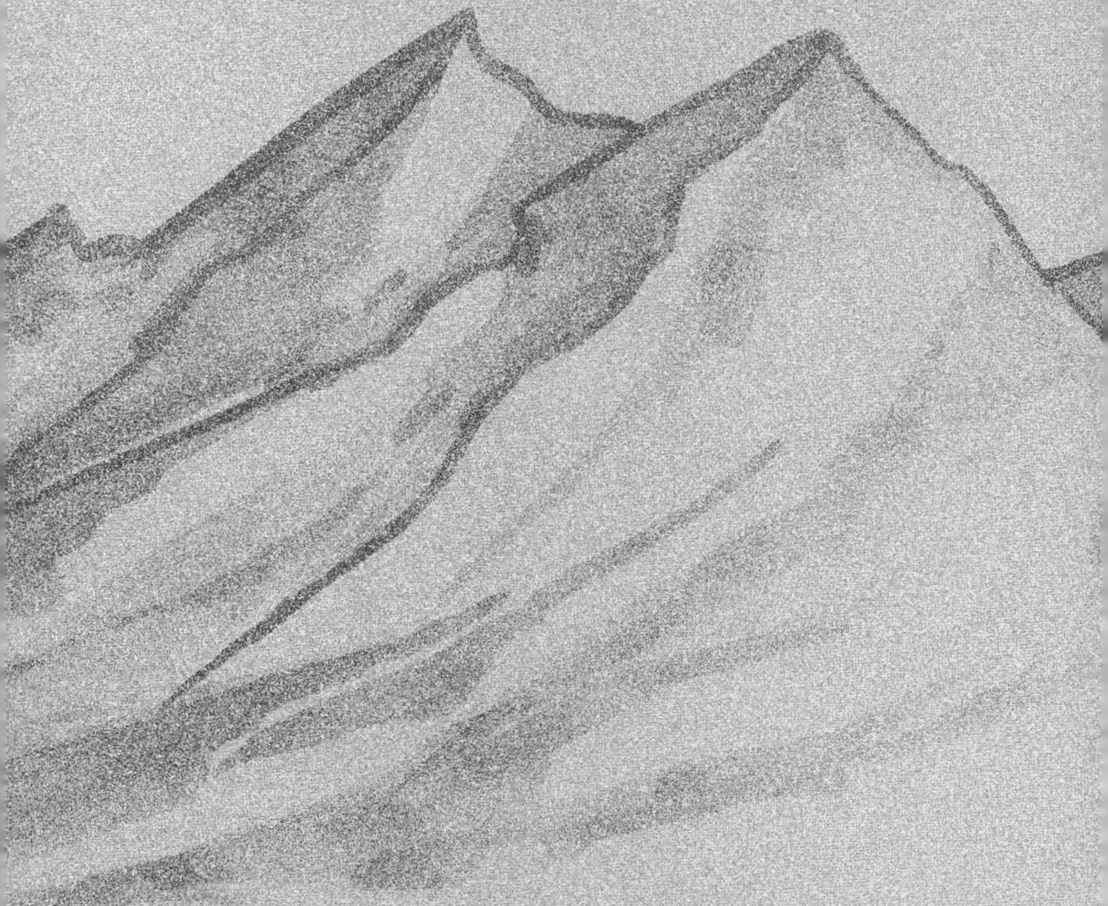

OS DOIS EVERESTES

A (ONI)PRESENÇA DA MORTE

Na fábula *As intermitências da morte*, de José Saramago, a morte, magoada por tanta incompreensão por parte dos humanos, esses ingratos, resolve entrar em greve, naquele hipotético país. A partir do primeiro dia de janeiro daquele ano, ninguém mais morreria. O que, a princípio, foi recebido com regozijo e festa — afinal, a imortalidade, maior anseio da humanidade desde os primórdios, estava, enfim, garantida —, logo se revelou um problemão, e não apenas para as agências funerárias. Hospitais tornaram-se abrigo de pacientes agonizantes impedidos de morrer, idosos cada vez mais decadentes eram condenados à decrepitude, sem esperança de descanso para eles e para suas famílias.

Além das questões de ordem pragmática, outras, do ponto de vista moral, também colapsaram. A filosofia foi uma delas. Para Schopenhauer, "a morte é o gênio inspirador, a musa da filosofia". Ora, de que se ocupariam os pensadores, agora que a morte tinha deixado de existir? E quanto à religião? Afinal, "sem morte não há ressurreição"...

Ao constatar o enorme transtorno causado por sua decisão, a Morte, então, decide devolver "o supremo medo ao coração dos homens". Ainda convencida, entretanto, que a morte convencional, aquela que chega sem aviso, não era ideal, opta, a Morte, por outro modelo: através do recebimento de um envelope de cor roxa, o futuro morto receberia um tipo de aviso prévio:

> [...] passariam a ser avisados de antemão de que ainda disporiam de uma semana de vida, por assim dizer até ao vencimento da livrança, para resolverem seus assuntos, fazer testamento, pagar os impostos em atraso e despedir-se da família e dos amigos mais chegados.

E se nós também recebêssemos esse envelope roxo? Na verdade, já o recebemos. Juntamente com o primeiro fôlego da vida, ao nascermos, lá está ele. Logo, a questão não é *se*, mas *quando*. E quando entendêssemos que, mais cedo ou mais tarde, todos nós temos um encontro marcado com a morte, do que você se ocuparia? Que providências tomaria? Quais seriam suas prioridades?

Se, como disse Montaigne, "filosofar é aprender a morrer", talvez, ao aprendermos a morrer, estejamos, na verdade, aprendendo a viver, plena e completamente.

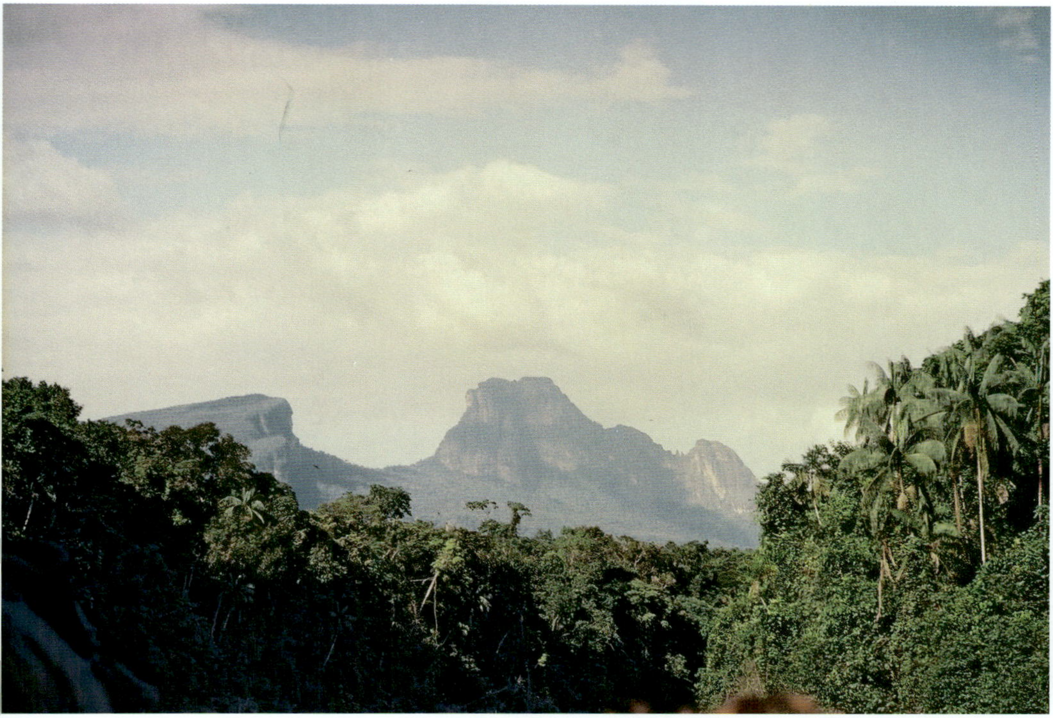

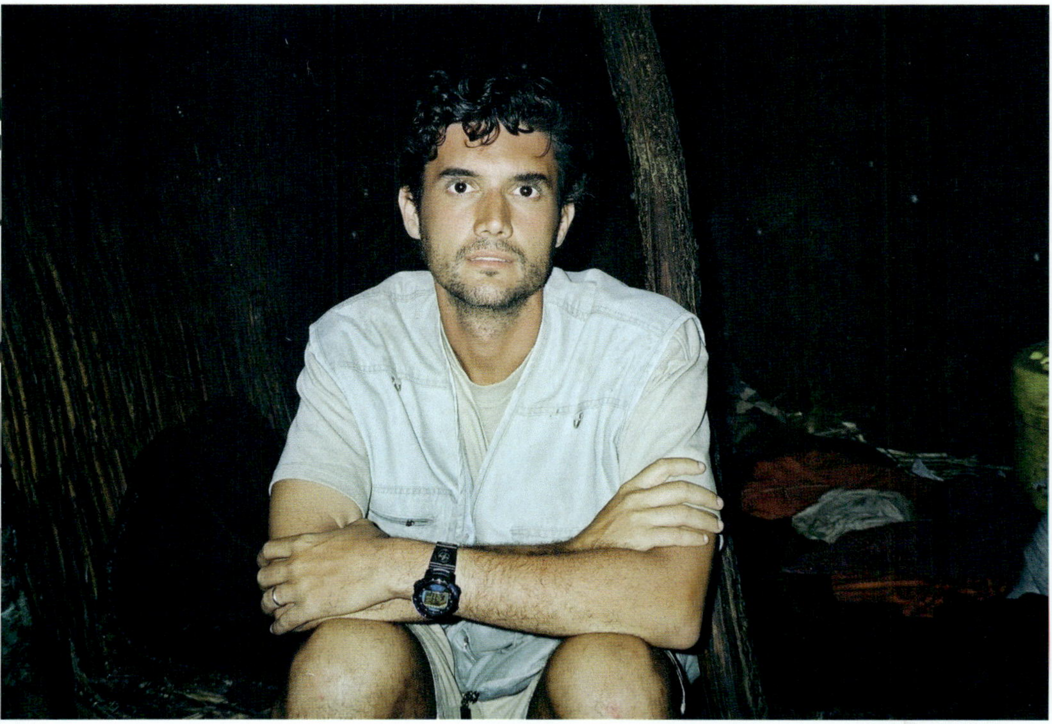

Pico da Neblina, 2001, o início de tudo. A imensidão verde da Amazônia e o olhar vivo e assustado de quem, aos 30 anos, acaba de descobrir um mundo novo.

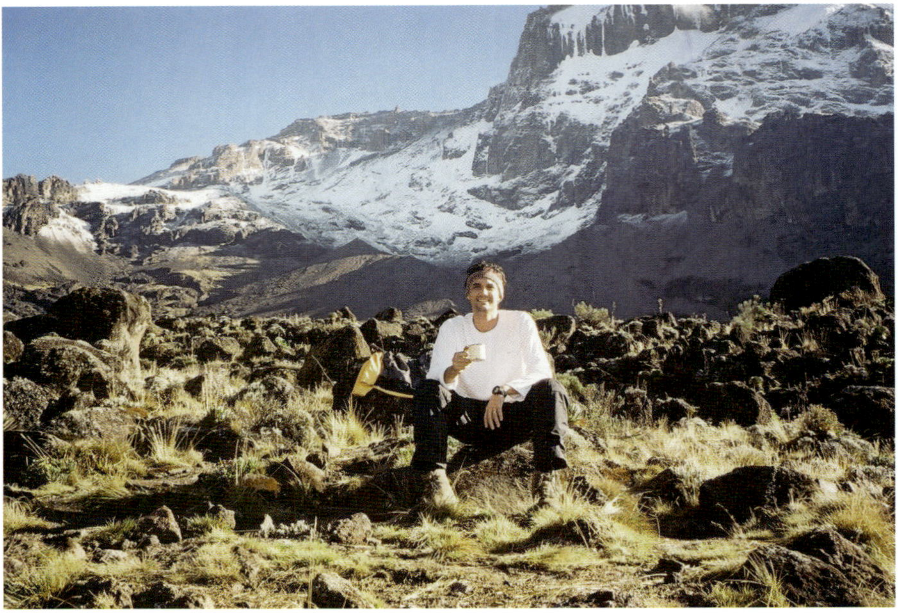

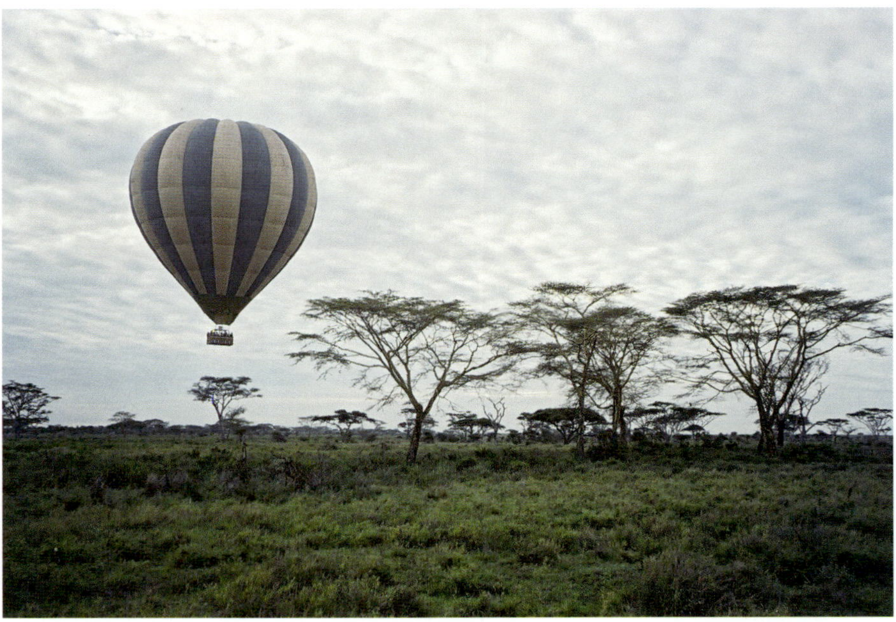

Monte Kilimanjaro, Tanzânia, África, 5.895 m. Em 2002, a primeira montanha do Projeto 7 Cumes. Na sequência, o imperdível safári e a sensação de voltar a ser criança.

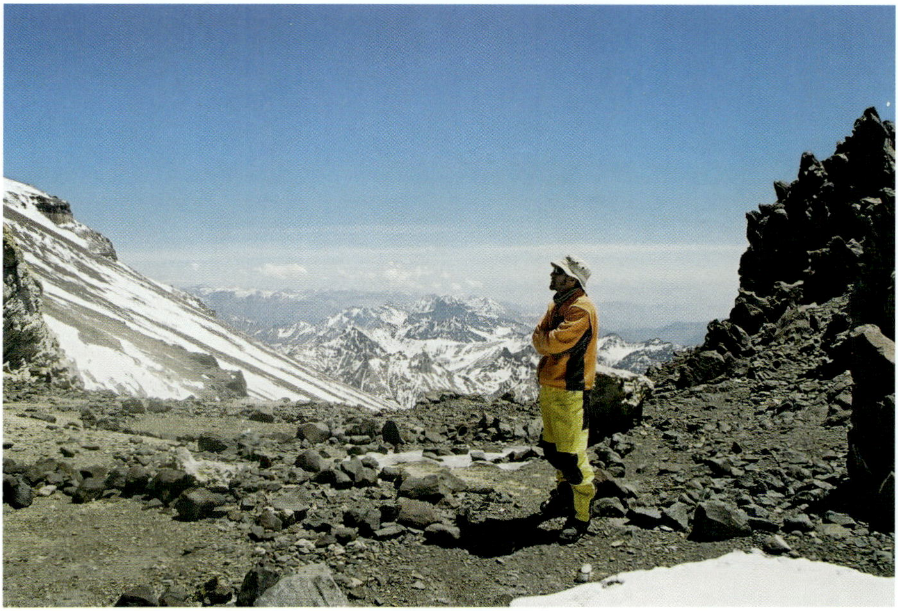

Monte Aconcágua: na véspera da ascensão ao cume, Jairo visualizando a rota, estudando o clima e, como todos nós, enfrentando seus fantasmas.

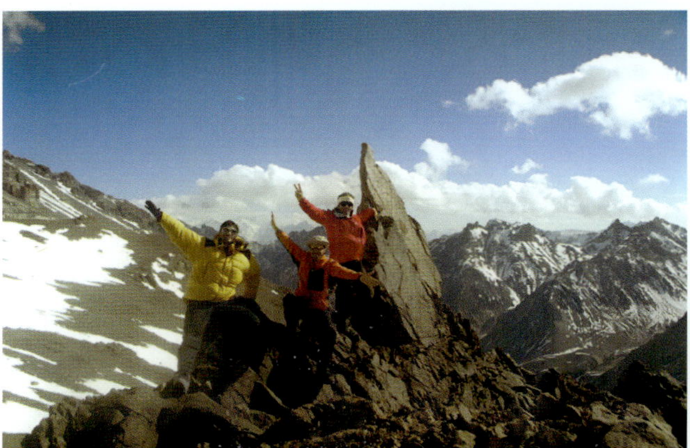

Monte Aconcágua, Argentina, 6.961 m. Campo Canadá com o guia Jairo e o italiano Reinhard, em 2004.

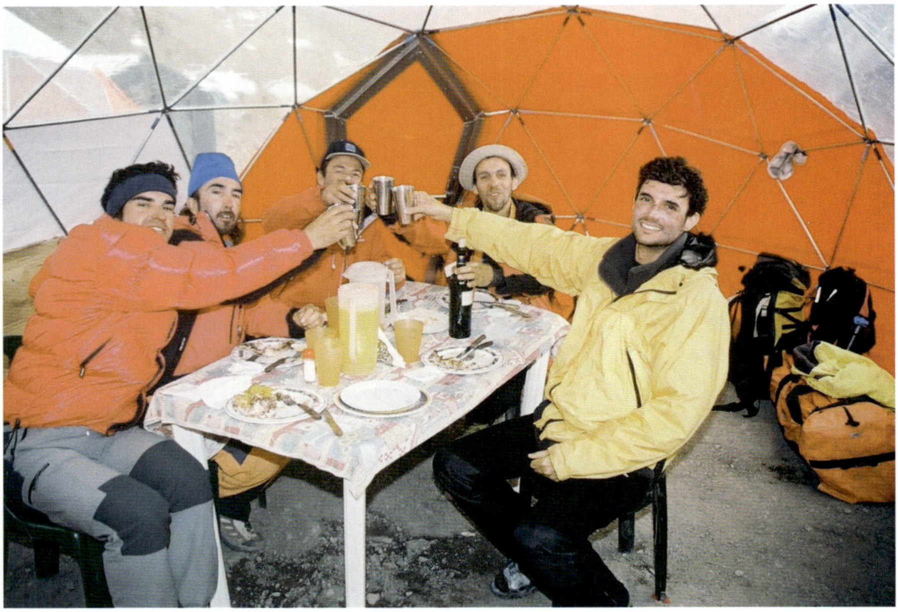

Monte Aconcágua: na segurança do acampamento base, celebrando o cume da maior montanha da América do Sul.

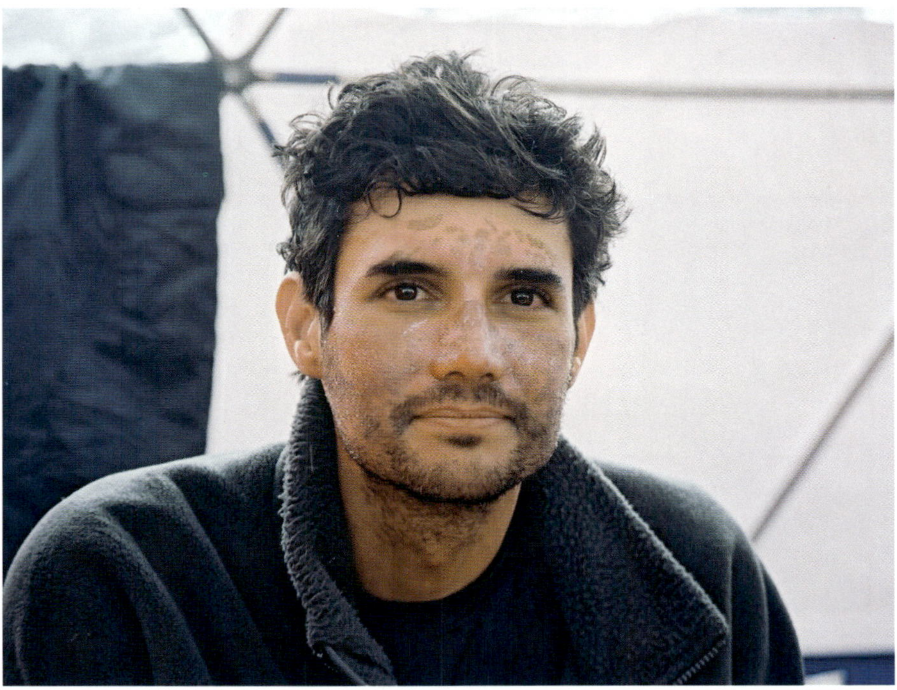

Monte Aconcágua: naquela que foi a montanha dos erros e aprendizados, as marcas estampadas na face.

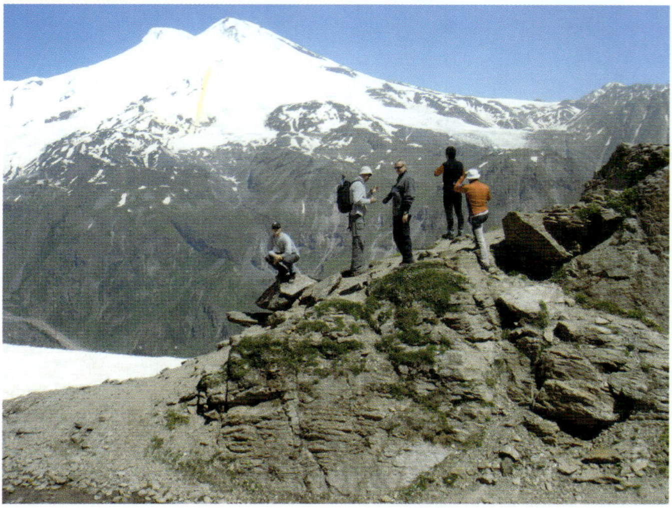

Monte Elbrus, Rússia, 5.642m, em 2008. Dia de aclimatação tendo, ao fundo, o ponto mais alto da Europa.

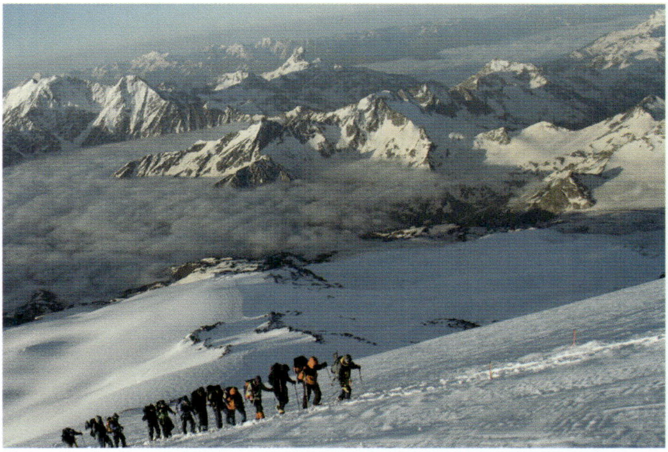

Monte Elbrus: no dia de cume, a imensidão do Cáucaso, com seus incontáveis picos.

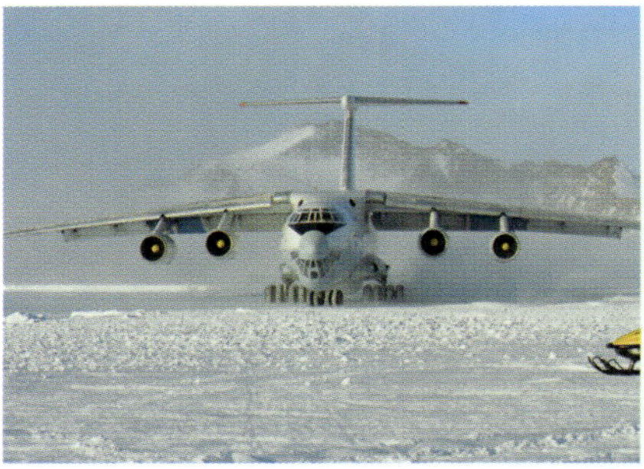

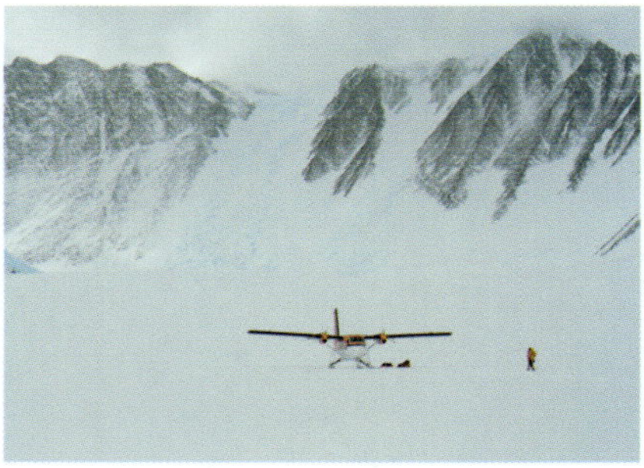

Monte Vinson, 4.892 m, 2011. O avião cargueiro que nos trouxe de Punta Arenas, Chile, pousando no gelo azul da base logística Union Glacier. De lá um bimotor nos deixou no acampamento base para os oito dias de escalada no coração da Antártica.

Monte Vinson: na vastidão branca, cercados pelo vazio e pelo silêncio, montamos o acampamento e, junto dele, aquele que deve ser o banheiro com a vista mais espetacular da Terra.

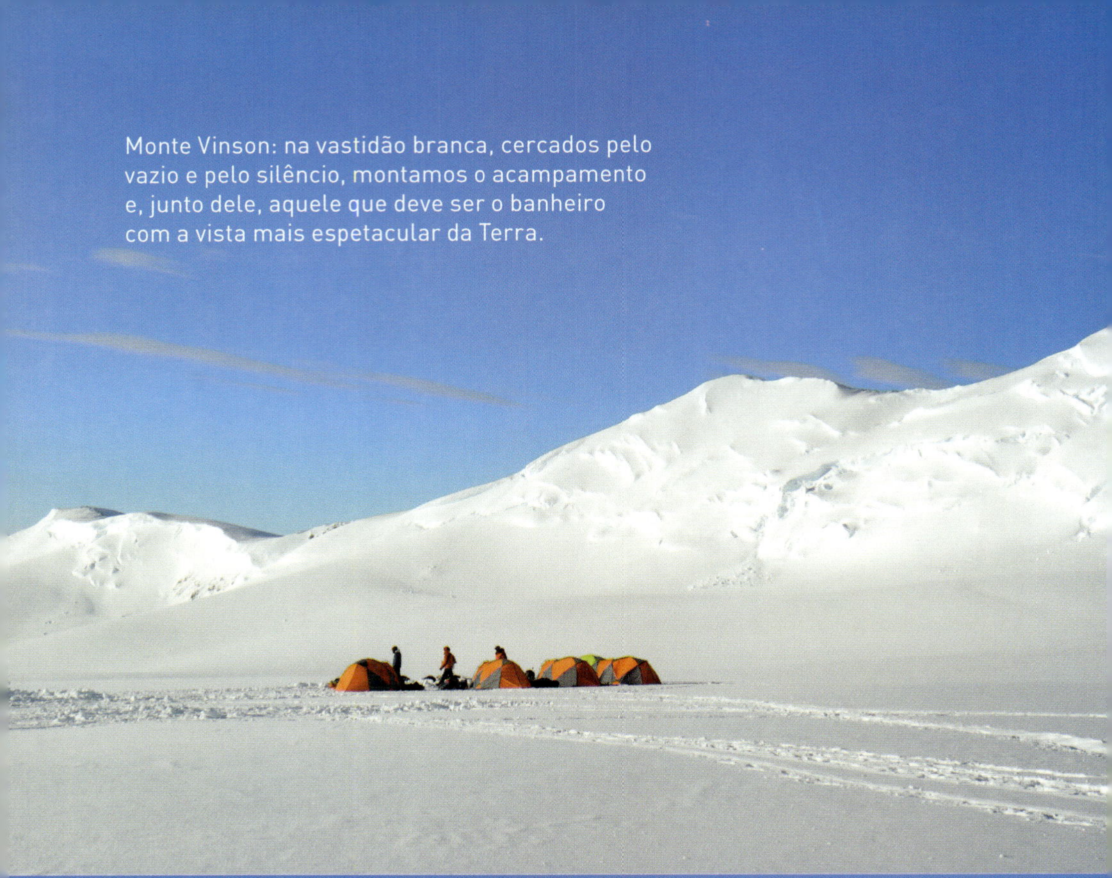

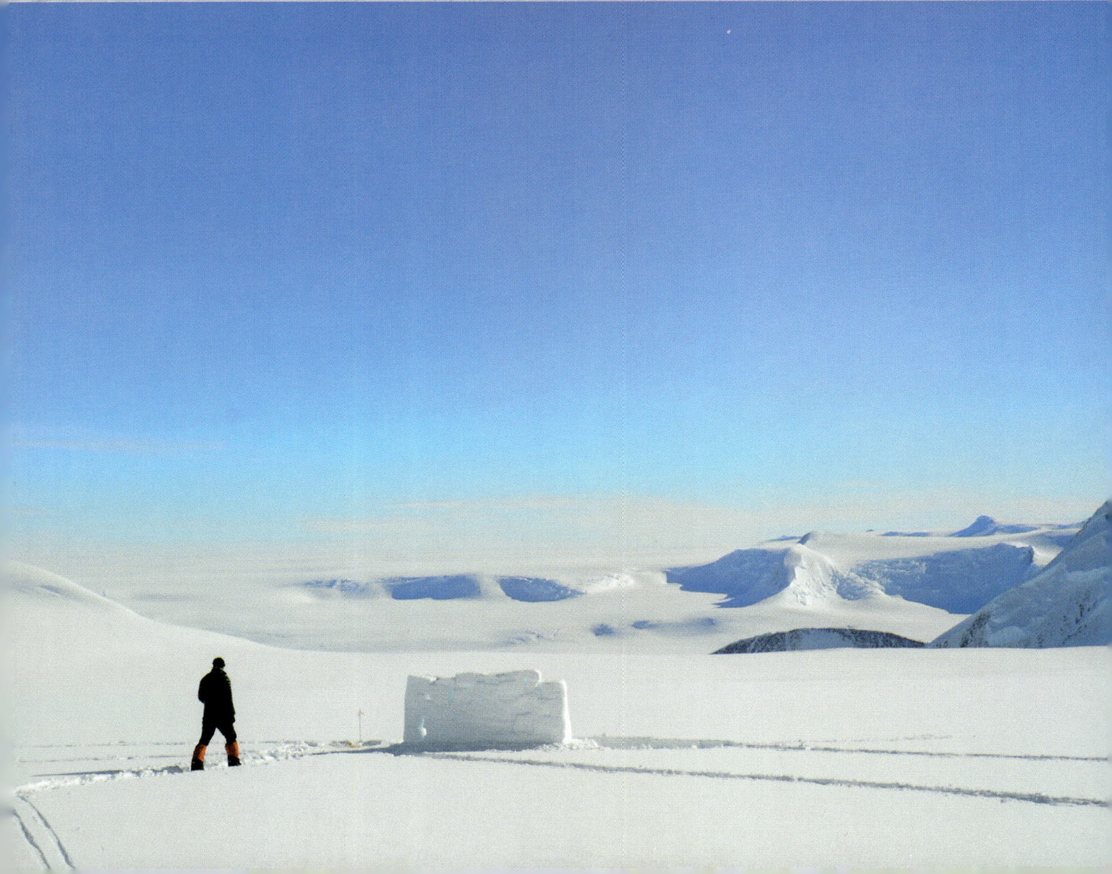

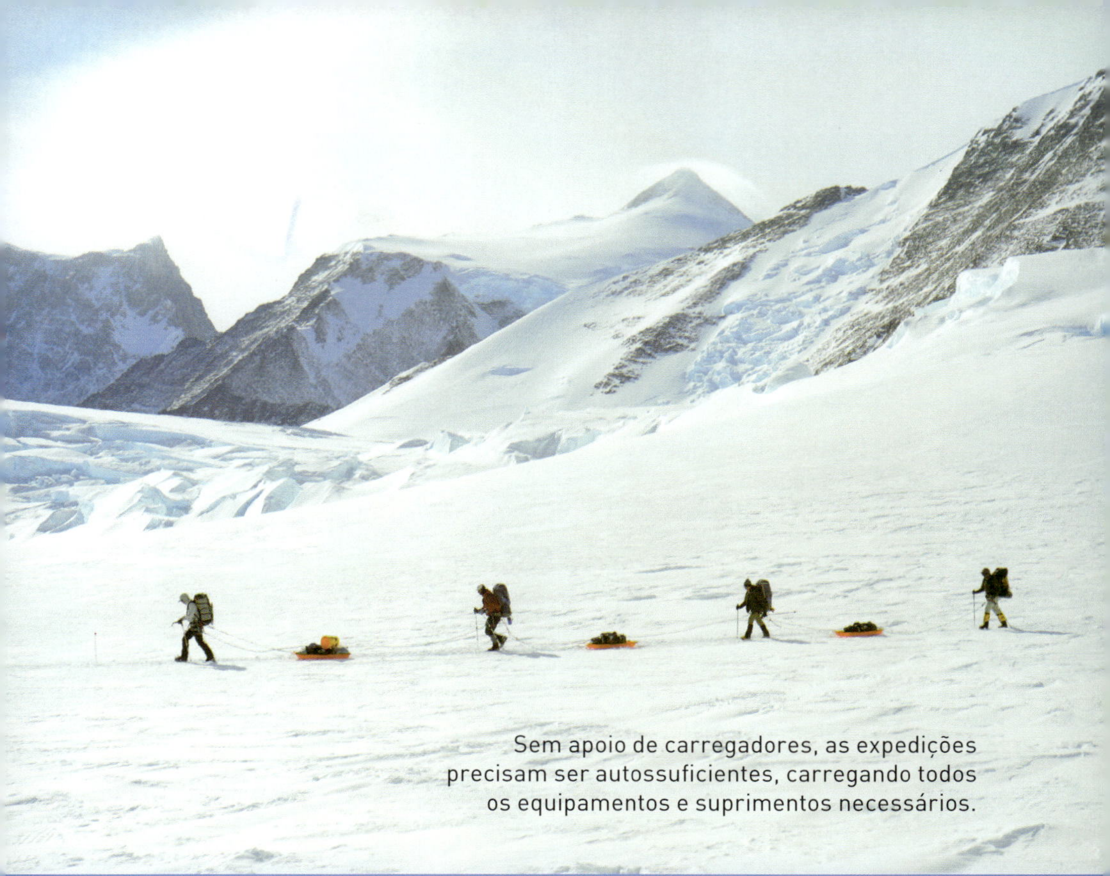

Sem apoio de carregadores, as expedições precisam ser autossuficientes, carregando todos os equipamentos e suprimentos necessários.

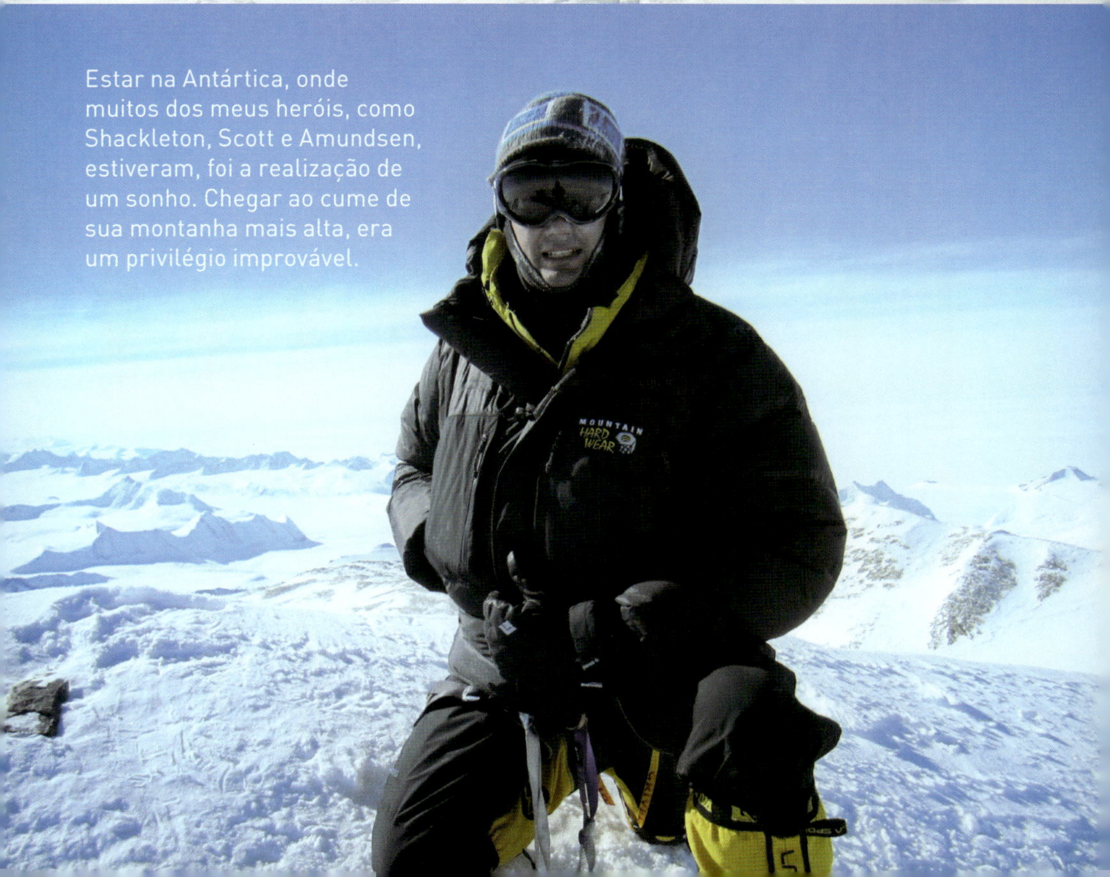

Estar na Antártica, onde muitos dos meus heróis, como Shackleton, Scott e Amundsen, estiveram, foi a realização de um sonho. Chegar ao cume de sua montanha mais alta, era um privilégio improvável.

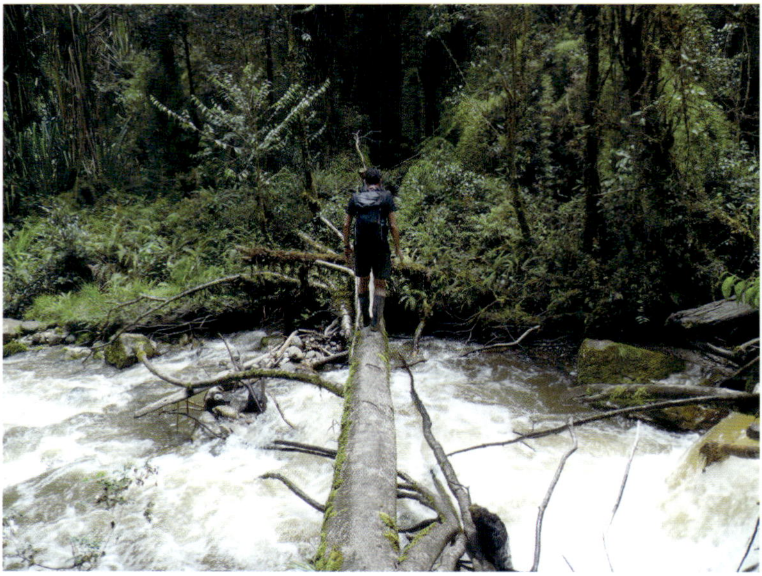

Pirâmide Carstensz, Indonésia, 4.884 m, em 2012. Do gelo antártico para as selvas tropicais e as chuvas intermitentes de Papua, rumo ao ponto mais alto da Oceania.

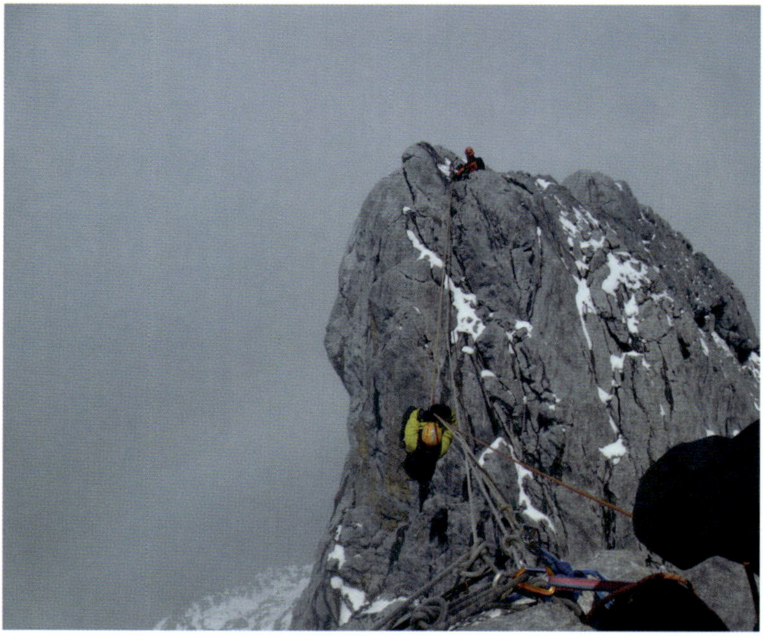

Pirâmide Carstensz: próximo ao cume, um paredão vertical de rocha de quase 800 m, cujo ápice é esta inacreditável "tirolesa invertida". A quinta montanha do Projeto 7 Cumes foi concluída!

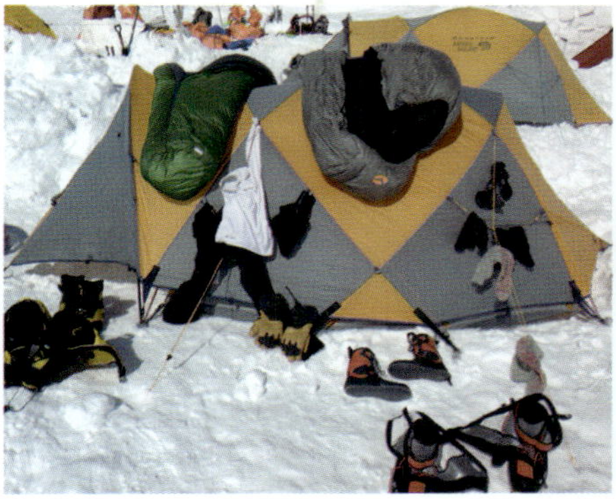

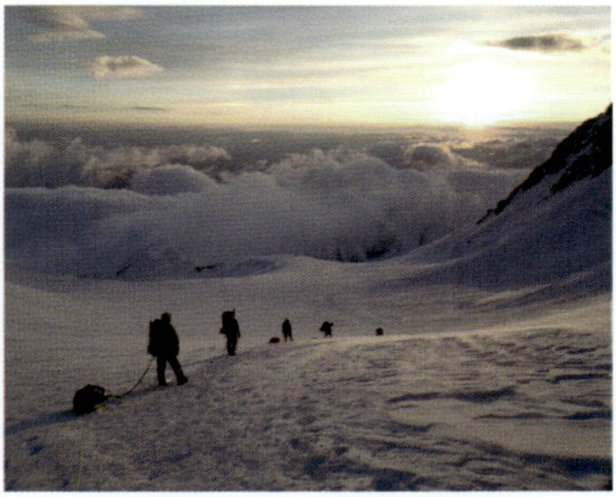

Monte Denali, Alasca. Em 2014, a tentativa de subir a maior montanha da América do Norte esbarrou no clima inclemente daquela temporada; após tantos dias de nevascas, até as roupas e os equipamentos precisavam de um pouco de sol e descanso. Com a comida acabando, só nos restou descer.

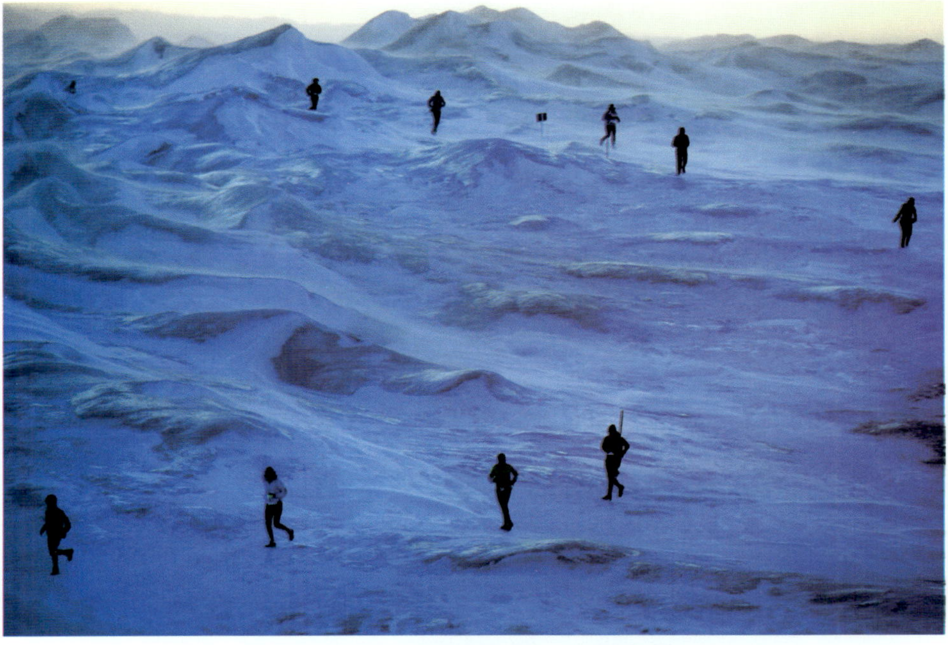

Polar Circle Marathon, Kangerlussuaq, Groenlândia, 2015.
A aventura que foi um vislumbre dos dias difíceis que me aguardavam.

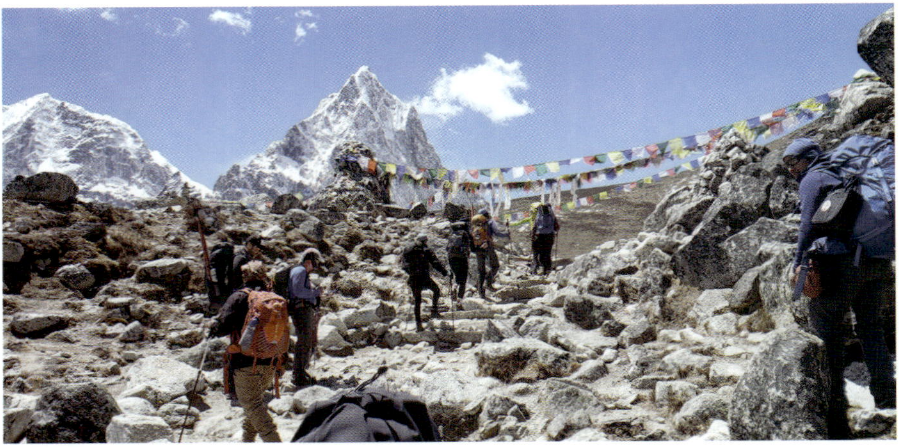

Monte Everest, Nepal, 8.848 m. Em 2019, era chegada a hora de tentar a maior montanha da Terra!

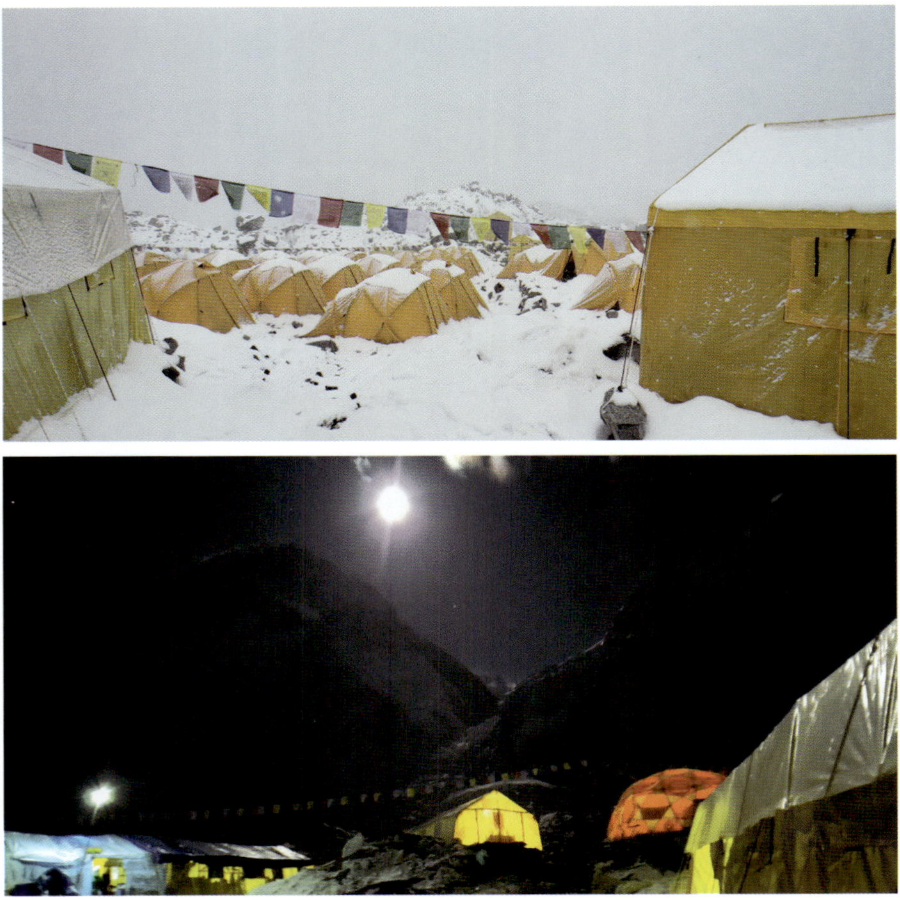

Everest: Dia e noite no acampamento base.

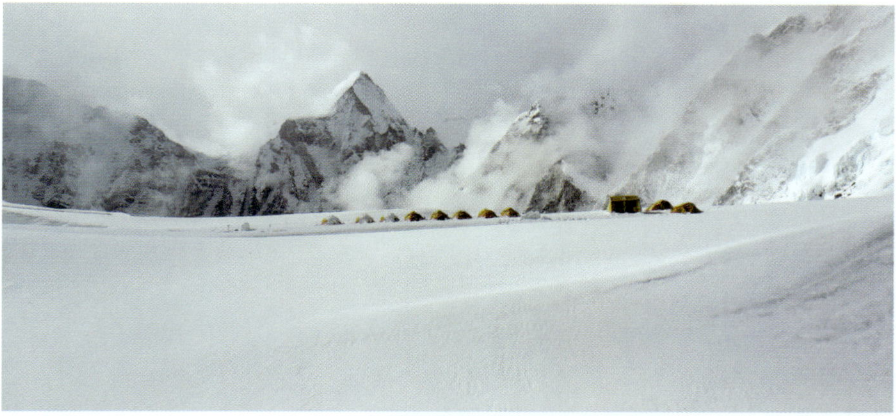

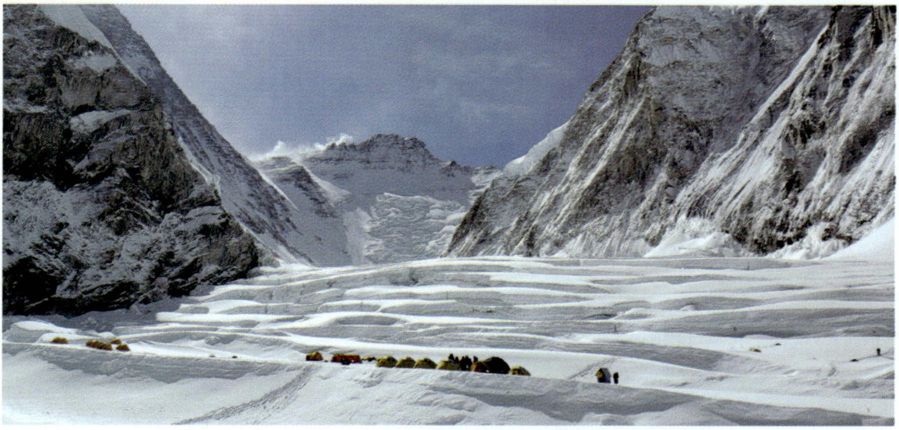

Everest: vistas do Campo 1. De um lado, o formato piramidal do Pumori; do outro, a lendária Face do Lhotse, que escalaríamos em alguns dias.

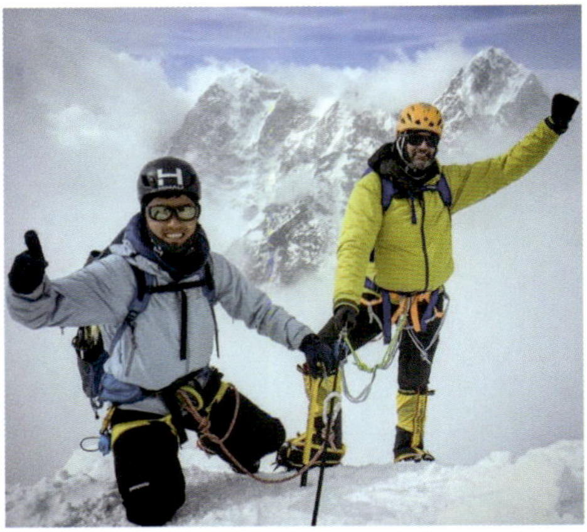

Everest: com Pasang Sherpa no cume do Lobuche East, cumprindo o primeiro ciclo de aclimatação.

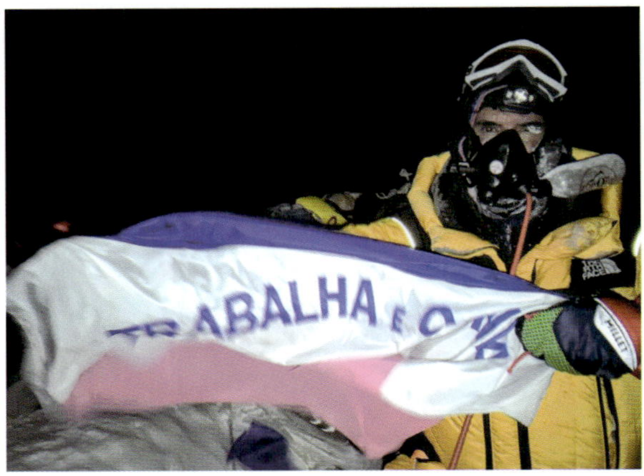

No cume do Monte Everest: dia 22 de maio de 2019, às 3h11.

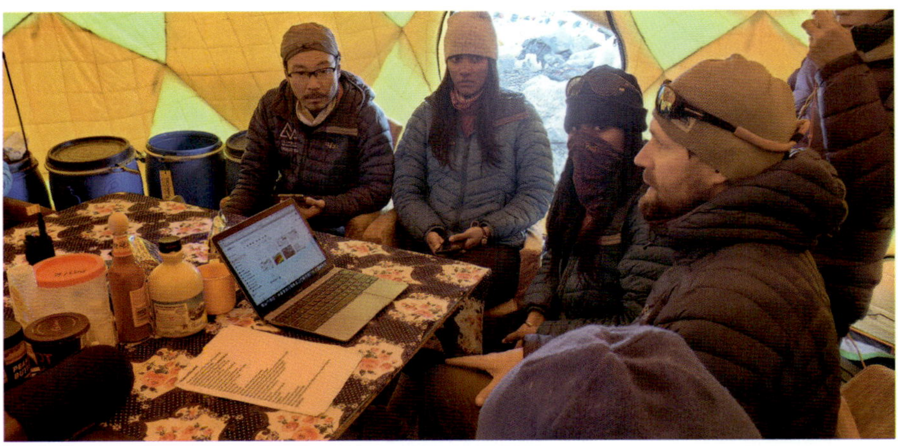

Everest: na véspera da partida para o ciclo do cume, uma reunião com Mike, líder da expedição. Nos nossos olhares, toda a expectativa e ansiedade do que estava por vir. Medo e coragem, determinação e responsabilidade. Nosso sonho tão perto e ainda tão distante.

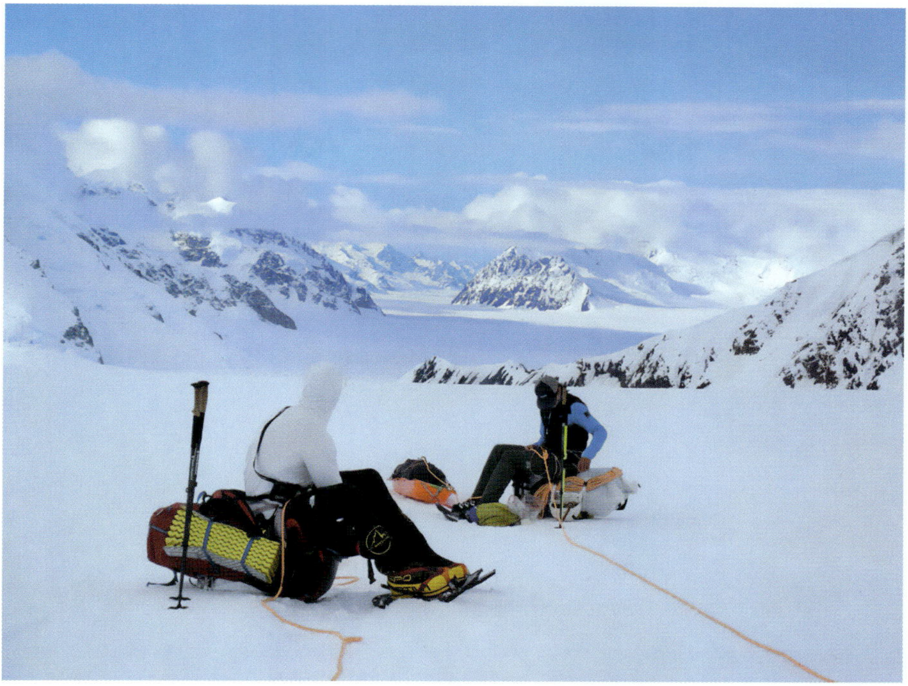

Uma nova chance no Denali, Alasca, em 2023. Nos longos e duros dias, uma pausa para descanso.

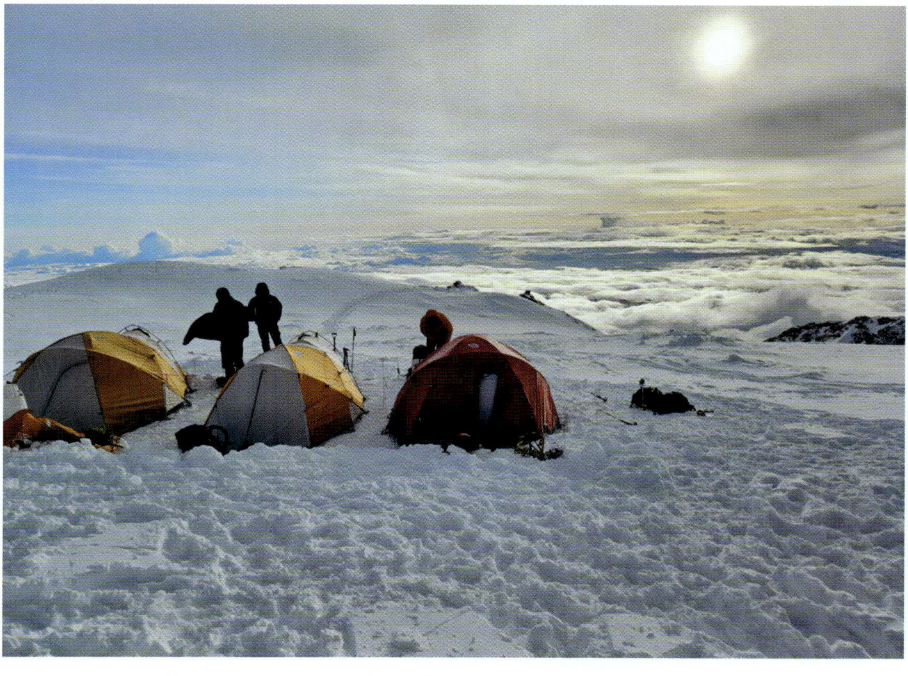

Nas noites claras do verão polar, a preparação para o cume, para onde iríamos em algumas horas.

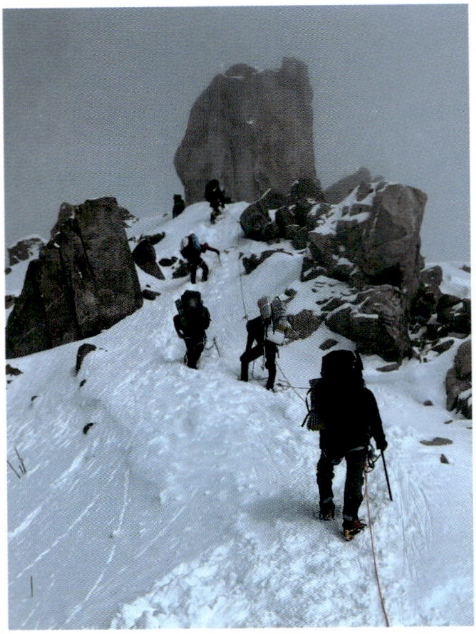

A dura travessia rumo ao Campo 5 do Monte Denali.

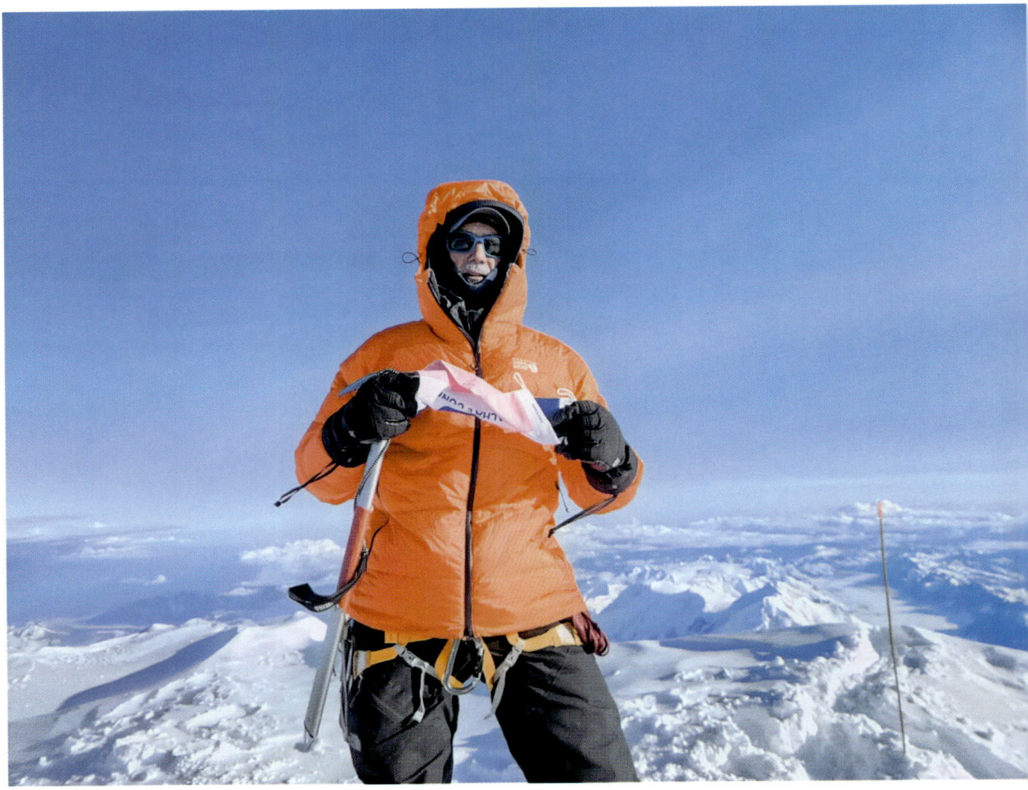

No cume do Monte Denali, a 6.190 m, em 1º de julho de 2023. Após 21 anos, chegava ao fim o Projeto 7 Cumes.

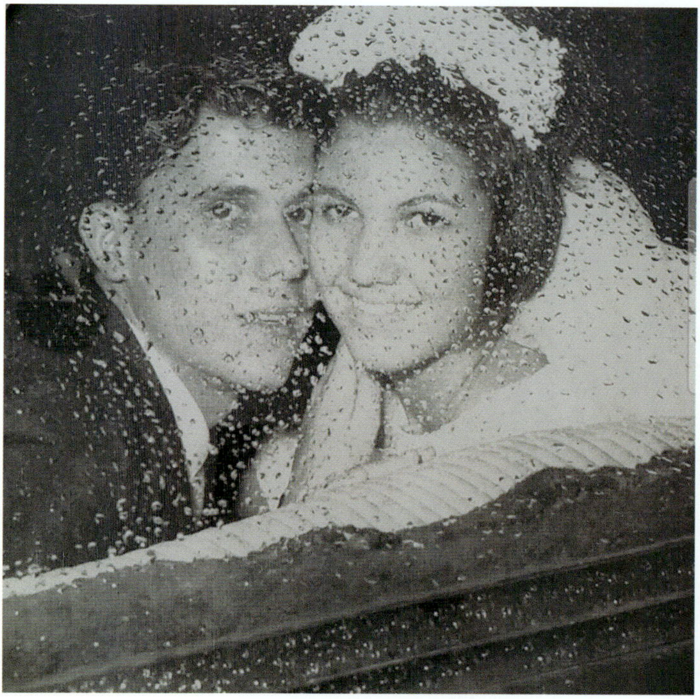

Meu pai e minha mãe.

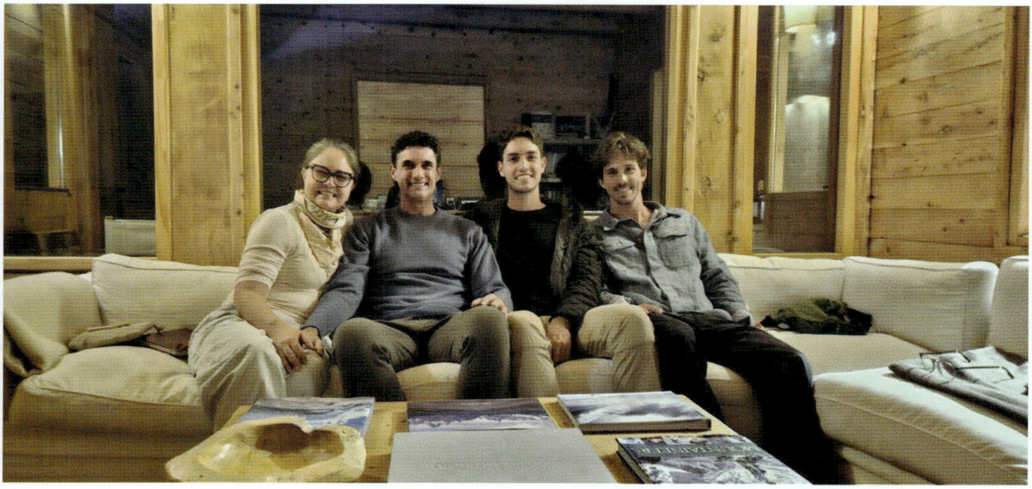

Com Juliana, João e Davi em janeiro de 2025, na Patagônia.

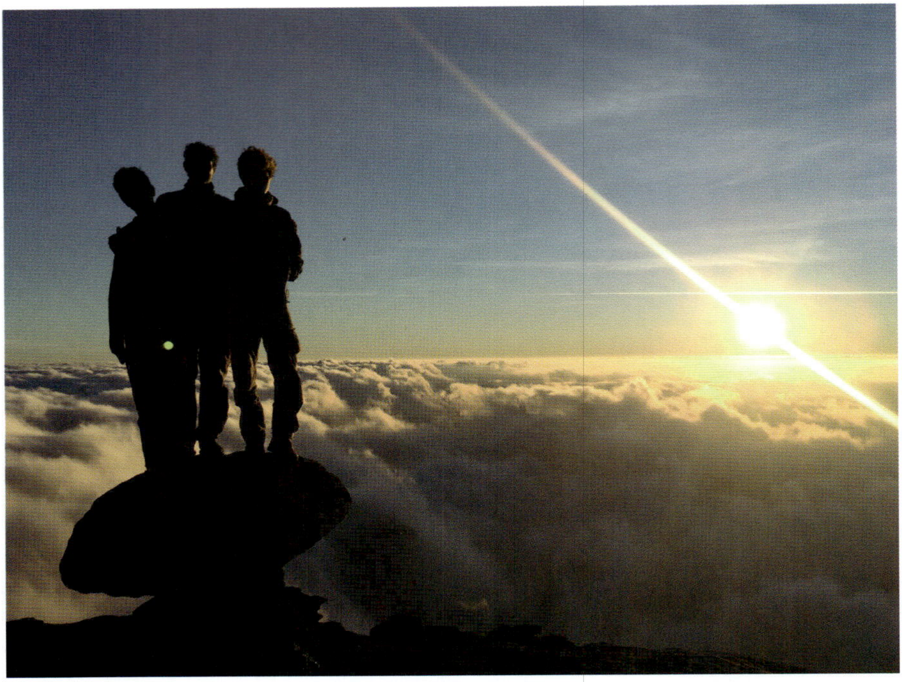

Monte Roraima, 2016: o início do Projeto Meninos e Montanhas com os meus filhos, Davi, 16 e João, 12. Resgatando afetos e plantando memórias.

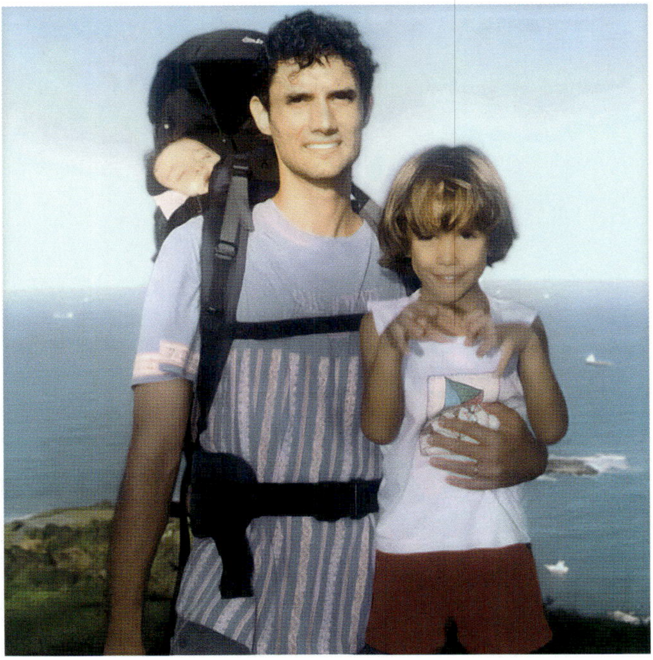

E muito antes, em 2003. Semeando...

A MORTE NO CONTRATO

BODY DISPOSAL/ REPATRIATION FORM
DESTINAÇÃO DO CORPO/ FORMULÁRIO DE REPATRIAÇÃO

Montanhismo é uma atividade inerentemente perigosa, e você reconhece estar ciente da possibilidade de sofrer sérios ferimentos que podem até levá-lo à morte.

Uma das definições importantes, antes da expedição, é sobre o que você gostaria que fosse feito com o seu corpo, no caso de você vir a falecer durante a escalada, de maneira que possamos saber e respeitar seu desejo.

Por favor, saiba que em algumas situações pode não ser possível recuperar seu corpo sem que outras pessoas assumam riscos muito altos. Se este for o caso, seu corpo será deixado respeitosamente na montanha.

Contudo, se o seu corpo puder ser resgatado, é sua escolha definir o que fazer.

Se eu, Juarez Gustavo Pascoal Soares, morrer na montanha, prefiro que meu corpo seja:

[X] Enterrado em uma fenda no gelo ou deixado respeitosamente na montanha pelo nosso time na expedição.

[ ] Cremado no país (por favor, saiba que pode não ser possível transportar suas cinzas para o país de origem).

[ ] Repatriado para o meu país (se você vier a morrer nas partes baixas da montanha talvez seja possível descer com o seu corpo e encaminhar o processo de repatriação).

Juntamente com os inúmeros formulários obrigatórios que temos que preencher para participar de uma expedição ao Everest, perdido entre exames e declarações médicas, seguros (de diversos tipos), preferências alimentares e outros tantos, lá estava o Body Disposal, um formulário sobre a destinação do corpo.

Convivemos com a morte a todo instante, sabemos que podemos não durar o dia de amanhã; "para morrer, basta estar vivo", como dizem. Mas acho que aquela foi a primeira vez que eu tive que pensar nisso de uma maneira tão pragmática. O ato de escrever — ou, no caso, de marcar um simples "×" — tem o poder de materializar o que antes era só pensamento, tornando-o real.

Já havia lido muito sobre o Everest, conheço várias de suas tragédias, sei que é uma montanha perigosa, mas acho que ainda não tinha toda a dimensão de que ao ir para lá, automaticamente, eu me tornava um candidato a morrer e, como bem lembrou um dos guias, há muitas maneiras de se morrer no Everest: queda, avalanche, desmoronamento de blocos de gelo, congelamento, edema pulmonar ou cerebral.

A taxa de mortalidade não é particularmente alta no Everest. Se na década de 1990 era superior a 7%, hoje está pouco acima de 1%. Isso se deve, em grande medida, aos avanços em equipamentos e na segurança das expedições. Mas, com cada vez mais pessoas buscando escalá-lo, o número de mortes é alto. Em 2023 foram 17 pessoas. Para estes e para cada pessoa que estava no Everest naquele ano, a morte não é uma estatística apenas.

Na prática, o preenchimento do formulário Body Disposal era apenas o cumprimento de uma formalidade, algo necessário àquele processo e, para além do susto inicial, não trouxe maiores consequências aos meus preparativos, pelo menos de maneira consciente.

Digo *consciente* pois, pouco antes de partir, me vi tomando algumas atitudes — estas, sim, inconscientes, pois só vim a me dar conta do que estava fazendo já bem depois do meu retorno. Uma semana ou dez dias antes de embarcar, eu continuava com a sensação de pontas soltas ficando para trás. O Everest era muito grande e muito pesado para conseguir abraçar. Eu precisava me livrar de tudo que era peso extra e desnecessário, assim como quando arrumamos uma mochila e buscamos levar o estritamente essencial, sabendo que, na altitude elevada e no cansaço extremo, cada grama a mais cobrará seu preço. Eu precisava deixar algumas coisas para trás.

De repente, comecei a ligar para amigos com os quais não falava havia muito tempo. Com alguns coloquei novidades em dia; para outros pedi desculpas pela ausência. Vi-me também buscando resolver, internamente, algumas mágoas de outras pessoas e perdoar-lhes. Também procurei ser um pouco mais compreensivo comigo nas coisas de que eu não dava conta.

O ápice desse movimento de redenção, se é que posso chamá-lo assim, ocorreu com a minha família. Varei uma noite sem dormir e escrevi sessenta pequenas mensagens em cartões envelopados, uma para cada dia de ausência minha, e deixei em um pote aberto, para eles lerem no café da manhã, quando estivessem todos juntos. Não eram cronológicas: eles poderiam pegar qualquer uma. Elas continham ora umas palavras de amor, ora de humor; sempre acompanhadas de um versículo bíblico; mas eram simples, alegres e positivas. Eu queria um sorriso deles, todas as manhãs.

Eu precisava esvaziar a minha mochila, eu precisava estar leve para o que me esperava. É como se eu estivesse me preparando para não voltar. Eu me preparei para morrer.

Tomar consciência da morte pode tanto nos desesperar e nos paralisar como ser um catalisador para nos motivar a agir em busca do que queremos alcançar, redefinindo prioridades. Nessa perspectiva, preparar-me para o Everest foi como receber o envelope roxo.

DEAD MAN WALKING

No Everest, após me recuperar da lesão na lombar e voltar para o jogo, eu estava pronto para iniciar o ciclo do cume.

Após aquela grande festa de confraternização no campo-base, na véspera da nossa partida, tivemos uma reunião no "escritório" do Mike. A ansiedade e o medo estavam estampados nos olhos de todos lá presentes. Mike nos passou a previsão climática e tínhamos uma boa chance de termos dois ou três dias de janela de cume. Em seguida, ele definiu a estratégia, reforçou os cuidados, alertou-nos dos perigos, motivou-nos a buscar nosso sonho, agora tão perto e ainda tão distante.

Naquela etapa final, a cada dia atingiríamos um acampamento: Campo 1, Campo 2, Campo 3, Campo 4. De lá, a arrancada para o cume e o retorno ao Campo 4. Desceríamos, então, ao Campo 2 e, por fim, ao campo-base. O ciclo do cume previa uma duração de sete dias.

Como já havia atingido até o Campo 2 durante as rotações de aclimatação, a novidade do percurso viria a partir daí, a começar pela escalada da Face do Lhotse, um dos trechos clássicos do percurso, que nos leva até o Campo 3, a 7.300 metros.

Nossas barracas no Campo 3 estavam montadas em uma parte mais alta das várias plataformas estreitas, encravadas na parte superior da Face do Lhotse, e nas quais os acampamentos são estabelecidos. Não é uma área segura, não é um local para muita contemplação. Os movimentos nesse acampamento devem se restringir ao necessário. Todo o restante do tempo é gasto entre descanso, manter-se aquecido, cuidados com o corpo, alimentar-se, hidratar-se e, principalmente, respirar avidamente o oxigênio suplementar. Cuidamos daquela garrafa como de um bebê. Quando deitados, nós a posicionamos ao nosso lado, sempre verificando se o fluxo está adequado, se a mangueira não está dobrada e respiramos, respiramos e respiramos. É curioso como as coisas mais elementares na vida normal adquirem um valor enorme na altitude. Quão valioso é encher os pulmões de oxigênio! Quase podemos senti-lo deslizando por nossas artérias, irrigando nossos órgãos e alimentando nossas células.

Nunca havia usado oxigênio suplementar antes. Com a regulagem do fluxo indo de 0 a 5, estabeleci um protocolo: buscaria escalar com o fluxo no nível 2. Em trechos críticos, usaria o 3 ou o 4. O fluxo 1 seria para repouso e o fluxo 5 seria apenas para casos de emergência.

O tempo passa depressa quando estamos cansados. E a cabeça não pensa muito, como se quisesse economizar a preciosa energia disponível e tão disputada por todas as células do nosso organismo.

Nuvens se movendo, vindas de baixo, como se sopradas por um ventilador gigante, tomaram conta da paisagem, encobrindo a grande rampa de gelo que havíamos escalado

— bem como, no lado oposto, as ranhuras nas rochas do cume do Lhotse, já tão próximo. A neve atingia a barraca lateralmente, acompanhada por aquele som já tão familiar, mas que ainda assusta, do vento chacoalhando sua lona.

Qualquer atividade, por mais simples que seja, toma um caráter de complexidade. Soprar o isolante térmico inflável, gastando o precioso ar dos pulmões, parece um desperdício completo. Descalçar as botas é quase tão extenuante quanto calçá-las. As botas triplas parecem cimentadas nos nossos pés inchados, e temos que fazer um esforço grande para arrancá-las. Era o momento de cuidar das feridas do dia. Retirava as meias de lã de merino e tratava dos pés; primeiro tirando os curativos preventivamente feitos para evitar bolhas nos dedos. Depois, limpava-os com um pedaço de lenço umedecido e passava uma pomada para tratar qualquer possível ferida. Era o momento também de cuidar do rosto e dos lábios, de pingar um colírio nos olhos. Eu gosto dessa rotina de chegada ao acampamento: tirar os crampons e deixá-los descansando ao lado da barraca, junto da piqueta; depois, a cadeirinha, o capacete. À medida que cada uma dessas tarefas era concluída, uma sensação de missão cumprida ia tomando conta de mim — a missão do dia.

Cuidado com o corpo, é hora de reabastecê-lo! Pasang trouxe um pouco de água quente para encher as garrafas e para preparar uma sopa e uma massa liofilizada, que tomei junto com uns pedaços de salame. Tomar algo quente aquece o corpo e revigora o espírito. Agora, sim, é tempo de descansar. Meu descanso, assim como meu sono, era inconstante, de maneira que noite e dia se confundiam na minha cabeça. Existia apenas a hora de tentar descansar e a hora de fazer atividades.

Na manhã seguinte, meu café da manhã foi um pouco de aveia com leite em pó misturados com água quente, e um pouco de chá. Às 6h30, aproximadamente, saímos rumo ao Campo 4, no Colo Sul do Everest, a quase 8.000 metros de altitude, na chamada zona da morte.

Iniciamos a escalada do trecho final da face do Lhotse até atingirmos uma parte da montanha conhecida como Franja Amarela, um trecho de inclinação relativamente suave e estável que se estende, transversalmente, até uma nova elevação acentuada, o Esporão de Genebra. No início dessa longa travessia, avistamos dois ou três pontos amarelos distantes. Inicialmente, pensei: *Será que já é o Campo 4?* Pasang logo me informou tratar-se do Campo 4, mas do Lhotse. Para atingirmos o Campo 4 do Everest ainda precisaríamos completar toda a travessia dessa encosta e escalar o íngreme Esporão de Genebra. À medida que avançávamos os pontos amarelos ficavam mais nítidos, até podermos identificar a forma das barracas. Eram duas. Mas havia algo errado naquela paisagem. Um ponto escuro, à esquerda das barracas. O que seria aquilo? Não parecia uma rocha. Tampouco algum item do acampamento. *Não, não pode ser*, pensei. *Assim, tão próximo da barraca*?

Mantive o ritmo: um passo, três respirações; sugando todo o ar que o cilindro de oxigênio, no fluxo 2, disponibilizava-me; o jumar (ascensor de punho que, engatado a corda, permite o deslocamento para cima) deslizando nas cordas fixas; o movimento de troca nas âncoras. Aquela mancha escura, cada vez mais próxima, até não restar mais dúvida. *Aquilo, meu Deus, era um homem. O corpo de um homem*. Eu evitava olhá-lo nos detalhes. Ao passar por ele, entretanto, a uma distância de uns 90 centímetros, foi inevitável não perceber seu dorso descoberto, possivelmente pelo vento que teria levantado seu casaco, revelando um abdômen alvo, já azulado pelo frio, e seu rosto tampado por uma mochila;

este, talvez, o único ato de respeito que seus companheiros haviam sido capazes de fazer até aquele momento e naquela altitude, a 7.800 metros, no limiar da zona da morte.

O que eu captei daquela imagem foi resultado de um olhar que não durou mais que alguns segundos, mas foi além do suficiente. Talvez o tempo faça minha memória falhar e eu venha a me esquecer de alguns detalhes do Everest que ainda me são tão nítidos hoje, mas a imagem daquele homem não me sairá jamais da cabeça. Não sei quem ele era e não quis saber — soube apenas que era um polonês, falecido no dia anterior.

Talvez influenciadas pelos filmes ou documentários sobre o Everest, as pessoas sempre me perguntam se eu vi pessoas mortas e o que eu senti. Eu compreendo a curiosidade. Penso que a escalada em alta-montanha seja um dos esportes que mais remeta a uma sensação de risco iminente, de perigo e de morte. São imagens impactantes. Mesmo que o risco pareça maior na cabeça de quem está assistindo a um vídeo ou vendo uma foto do que quem está vivendo aquela realidade, o fato é que a morte passeia pelo Everest, vagueando como uma névoa sinistra, carregada pelo vento. Às vezes, ela se apresenta no barulho das avalanches, na possibilidade de um erro técnico, na profundidade infinita das fendas. Às vezes, ela está no ar que custa a vir, ou nos momentos em que suas pernas teimam em não te obedecer. Também pode estar na memória das histórias lidas e ouvidas.

Mas ali a morte era real. Havia um cadáver a pouco mais de um metro de distância de mim. Poucos meses antes, um homem, em algum lugar, planejou subir o Everest. Essa pessoa sonhou, preparou-se, economizou dinheiro, teve dúvidas, teve medo, tomou decisões, encheu-se de coragem até, por fim, embarcar. Chegando lá, ficou maravilhado com cada paisagem, cumpriu os ciclos de aclimatação e partiu, finalmente, para o ciclo do cume. Alguma coisa aconteceu e, agora, aquele homem estava ali, sem vida, mumificando-se no gelo, pronto para fazer companhia aos mais de 200 cadáveres que habitam as partes altas do Everest.

Aquele corpo frágil, abandonado e sozinho me causou uma profunda compaixão pela vida humana e uma grande identificação por aquela pessoa da qual eu nada sabia. Fiquei pensando na solidão dos seus últimos instantes de vida e na dor de sua família. Sim, naquele momento, um pai, uma mãe, talvez uma esposa, um filho ou uma filha choravam a perda de alguém amado.

Assim como acontecia nas visitas aos meus pais, no hospital — e cada morte que víamos sendo anunciada nos boletins poderia ser a deles —, era impossível não pensar que aquele cadáver ali poderia ser o meu (ou de qualquer outro companheiro ao meu lado). Tanto no Everest como nos hospitais de covid, a despeito dos cuidados médicos e das medidas de segurança, parecia haver uma certa aleatoriedade na escolha de quem vai e de quem fica. Justo ou injusto são definições que não podemos atribuir à morte. Democrática; ela é o que é.

Dead man walking ou, em tradução livre, "homem morto caminhando", é uma expressão utilizada por carcereiros em presídios estadunidenses para se referir à última caminhada de um condenado à morte até o local de sua execução. Quando penso na longa travessia da Franja Amarela rumo ao Campo 4, na chamada zona da morte, e todos aqueles homens caminhando no limite de suas forças... Essa é a expressão que me vem à mente.

EXPERIÊNCIAS DE QUASE MORTE

Onze pessoas perderam suas vidas no Everest em 2019, inclusive uma do meu time. Ele e eu fizemos o cume em dias diferentes. Voamos no mesmo helicóptero de Katmandu para Lukla, convivemos os últimos cinquenta dias entre campo-base e as etapas aclimatação, mas aproveitamos janelas diferentes para o ciclo do cume. Ao retornar para o Campo 4, após um lindo dia de cume, ele entrou na sua barraca, recostou-se e não acordou mais. Eu já me encontrava em Katmandu quando isso ocorreu.

Aquele não foi o ano mais mortal. Em 2014, foram dezesseis mortos, em função do trágico terremoto que atingiu o Nepal, e, em 2023, foram dezessete. Mas eu não estava lá para ver e sentir; logo, não foi uma experiência de quase morte para mim.

Experiências de quase morte podem ser transformadoras, afirma Manfred Kets de Vries. Para além das sensações físicas, como serenidade, paz e segurança, pessoas que experimentam a morte reportam, em sua maioria, "apreciação pela vida, senso de propósito e autocompreensão, maior compaixão pelos outros, pouca preocupação com as questões materiais, desejo por aprender, elevada espiritualidade, maior intuição e maior sensibilidade ecológica".

Esses pontos fazem muito sentido para mim hoje. Quero-os, todos! Alguns retratam o momento de vida em que eu estou e sinto que já me apropriei deles; outros permanecem, como uma busca. Mas será que precisamos passar por uma experiência de quase morte para despertarmos para o sentido da vida? Serão necessárias perdas dolorosas para nos atentarmos para as coisas que realmente importam?

AS COISAS QUE REALMENTE IMPORTAM

A forma de interpretação da realidade como estamos habituados é inadequada para nos fazer compreender as aparentes contradições do mundo e seus tantos mistérios, contradições e paradoxos. Essa **visão dualista**, fechada em si mesma e polarizada nos extremos — certo ou errado, bonito ou feio, feliz ou triste, corpo ou alma —, não leva em conta o contexto em que os fatos acontecem ou em que as pessoas se apresentam; tampouco é crítica e analítica. As próprias verdades são suficientes.

Há, no entanto, outra maneira de perceber a realidade. É quando paramos, observamos e dizemos a nós mesmos: *Há algo mais profundo acontecendo aqui que eu não compreendo, e para o qual não tenho respostas*. Para o capelão Roberto Miguel, criador do podcast *Irmã Morte*, essa seria a **visão contemplativa**. Essa forma não dualista, que não se apressa em julgar nem em apresentar certezas, que se utiliza do "talvez" e aguarda com paciência, parece mais adequada para enxergar um mundo tão cheio de incertezas — e sobre cujos acontecimentos temos pouco ou nenhum controle. A *vita contemplativa*, como definem os filósofos, requer tempo, paradas, descanso, requer que deixemos de medir coisas e pessoas pela ótica única da produtividade e do desempenho, como se uma saudável dose de inatividade fosse perda de tempo. Como discorre o filósofo coreano Byung-Chul Han, é preciso inserir "os benefícios, o esplendor e a magia do ócio" no nosso modo de vida, para recuperarmos nossa capacidade de nos espantarmos e nos maravilharmos com o mundo.

Por essa ótica contemplativa, se passarmos a considerar a morte uma amiga ou, pelo menos, uma não inimiga e pouco a pouco nos aproximarmos dela, como um gatinho se aproxima do seu dono (inicialmente, com desconfiança; depois, com curiosidade; e, por fim, com um afeto contido), talvez possamos usufruir dos benefícios de uma experiência de quase morte sem, necessariamente, termos que passar por ela. Ou se viermos a passar, termos consciência de que, apesar de todo o sofrimento inicial, transformações positivas estarão à nossa disposição e poderemos (quem sabe?) nos tornar pessoas melhores.

É sob esse olhar contemplativo e não dualista que busquei refletir e compreender algumas das questões de vida e morte que se impuseram enquanto eu escalava meus dois Everestes.

A TRANSITORIEDADE DA VIDA

Por um momento, percebo mais do que nunca a inconstância da minha forma e sinto-me atraído pela metamorfose.
(Herman Hesse)

"Como você quer viver a segunda metade da sua vida?" foi a pergunta que eu me fiz aos 45 anos. O fato de esse questionamento ter explodido como uma bomba na minha cabeça justamente no momento de uma crise profissional, o término de uma longa sociedade, não significa que seja ela, a crise profissional, a responsável. Eu vivia uma mudança de ciclo e a questão profissional foi muito mais efeito do que causa. Cedo ou tarde eu não escaparia da pergunta que me assombrava: o que você quer fazer da vida que te resta, seja ela longa ou curta? Essa pergunta me assombrava porque no fundo eu sabia que a resposta passaria por eu sair do lugar onde eu estava em vários aspectos da minha vida, inclusive o profissional. Mas eu não sabia se teria coragem.

Meu filho João e eu costumamos ter ótimas conversas. Estudante de psicologia, em uma dessas ocasiões ele me apresentou à obra do psicanalista Erik Erikson. Erikson descreve brilhantemente os oito ciclos da vida pelos quais passamos. Não foi difícil enxergar em qual daquelas etapas eu me encontrava.

Para Erikson, a sétima etapa do desenvolvimento psicossocial ocorre na meia-idade, quando os filhos já cresceram e há uma certa estabilidade no trabalho ou na profissão. Esta fase traz consigo a **generatividade** de um lado e a **estagnação** do outro.

Por generatividade entenda-se o momento em que a pessoa começa a se interessar por questões além de si mesma e de seu núcleo familiar. É como se, antecipando seu gradual final, sinta a necessidade de participar da continuação da vida e do bem-estar das próximas gerações. Aqueles que, ao contrário, não chegam a formar um senso de generatividade permanecem em um estado de inércia ou estagnação, absortos em si mesmos, restringindo suas preocupações somente às suas necessidades pessoais.

Essa etapa vinha a seguir, naturalmente, do sexto estágio, o da **intimidade**, que marca o final da adolescência e vai até o início da meia-idade. Ela se caracteriza pela aquisição de um senso de identidade pessoal e dedicação a um trabalho produtivo. A intimidade a que Erikson se refere não é apenas a realização amorosa, mas a capacidade de se envolver, de partilhar e de cuidar de outra pessoa. A outra extremidade desse estágio, caso não se confirme esse senso de intimidade, é o **isolamento**.

O que me apavorava — hoje isso é claro para mim — era justamente o que eu já vinha vivendo: o isolamento e a estagnação.

Quão violento e incômodo pode ser esse momento de transição quando não somos velhos, mas também não somos mais jovens. Onde está o limite que separa a juventude da velhice?

Embora nosso corpo sinta alguns sinais da idade — um desgaste de joelhos, algumas dores crônicas, uma hérnia que desponta —, no geral, ainda estamos bem, ainda sentimos a vitalidade da juventude, cuja performance, agora, é enganada — ou melhor, compensada pela experiência.

Mas há um relógio biológico, que nos desperta para outras questões da maturidade e das quais não conseguimos fugir. Esse relógio tem certos alarmes que soam em determinadas ocasiões e nos lembram daquilo que tentamos evitar: a finitude de todos nós. A morte de um ente querido ou o diagnóstico de uma doença. Aos cinquenta anos, em maior ou menor proporção, experimentamos esses alarmes. A boa saúde, adquirida por hábitos saudáveis, pode adiar alguns desses alarmes, mas outros não dependem de nós.

Esse momento da transição é coberto de paradoxos. Herman Hesse, no seu livro *Com a maturidade fica-se mais jovem*, diz:

> Em todos os meus anseios por maturidade e sabedoria, ainda guardo uma profunda e irredutível paixão pelas doces e alegres tolices da vida. O problema, caro amigo, é que queremos as duas a um só tempo. Queremos sempre caminhar e tropeçar uma com a outra, pois são ambas deliciosas. [...] Superar o sofrimento e a morte é tarefa da velhice, enquanto o entusiasmo, o arrojo e a agitação constituem parte do temperamento da juventude. Ambas podem ser amigas, mas falam idiomas diferentes.

Ser intérprete dessas duas amigas que falam idiomas diferentes para que elas dialoguem e se compreendam é o desafio a ser vivido. Como fazer isso? Familiarizados que já somos com os hábitos da juventude, um bom começo talvez seja agraciarmo-nos, continuando com Hesse, com os "dons que a vida tem a nos oferecer" na etapa seguinte. Sim, a segunda metade da vida tem males, mas também vem recheada de benefícios: "maior independência da opinião alheia, maior tranquilidade, insensibilidade às paixões e imortal devoção ao eterno". E mais:

> paciência, humor, sublime sabedoria, uma camada protetora feita de esquecimento, cansaço e afeição que é criada entre nós, nossos problemas e nossas mágoas. A vida deixa de impor suas exigências com força e brutalidade e cede espaço à conversa, ao jogo e à negociação.

Aceitação do inevitável e transitoriedade das coisas e pessoas: a beleza na simplicidade, no rústico, no incompleto e nas marcas do tempo. A vida vivida é imperfeita, e isso não deve ser ruim.

O SILÊNCIO DA ALMA

O silêncio está prestes a se tornar um bem caríssimo e, de fato, só está à disposição de pessoas abastadas que podem pagar mansões em meio ao verde ou de místicos da montanha com mochilas nas costas, que ficam tão inebriados pelos silêncios incontaminados das alturas que perdem a cabeça e acabam caindo em alguma fenda, de modo que não demora para que toda a área seja poluída pelo ronco dos helicópteros dos socorristas.

(Umberto Eco)

Recentemente, um ruído constante nos meus ouvidos vinha me incomodando. Como ele não passava de jeito nenhum, resolvi ir ao médico otorrino. Após alguns exames, a médica me explicou que existem dois tipos de perda de audição: a causada por alguma interferência externa e a neurológica. A primeira é reversível, a segunda é definitiva, embora ainda seja possível, em estágios iniciais, retardar seus efeitos.

Eu estou no segundo tipo, ou seja, a perda auditiva que eu tenho não retrocederá mais. A minha médica, que também era a do meu pai, diz que eu estou com as mesmas características de audição que ele. Ocorre que, na época da consulta, ele tinha 77 anos e eu, cinquenta. Penso que a audição debilitada nunca pode ser uma coisa boa, mas talvez não fosse tão ruim se ela se manifestasse apenas como uma diminuição do som, como se abaixando o volume de uma música. Ainda escutaríamos — porém mais baixo. Mas não. O som externo passa a concorrer com um ruído ensurdecedor que vem de dentro.

Situações simples do dia a dia começam a ficar comprometidas, e acho que logo precisarei colocar um aparelho auditivo. Hoje não consigo mais conversar com minha esposa em casa, em distâncias a que estávamos habituados — eu na sala e ela chamando-me do quarto ou da cozinha, por exemplo. Recentemente, fui ao supermercado e pedi um queijo na sessão de frios. A atendente estava de máscara e precisou me perguntar alguma coisa. Sem a muleta da leitura labial, eu simplesmente não consegui entender. Depois que ela repetiu três vezes, eu disse que sentia muito, mas não conseguia entender o que ela estava me dizendo. Constrangido, já ia saindo, até que uma alma caridosa ao meu lado "traduziu" nossa conversa. Também não escuto mais quando a Mel, nossa cadelinha caramelo, resmunga baixinho. É uma frequência sonora que eu não consigo mais alcançar.

Por outro lado, um som muito agudo, como alguma voz feminina falando alto ao meu lado, meu Deus, parece um cortador de gelo sendo enfiado no meu ouvido.

Esse ruído interno me lembra do quarto de UTI onde meus pais ficaram. Tudo ali era hostil aos sentidos: a luz branca, a falta de janela, o frio e, principalmente, um barulho ininterrupto dos aparelhos que medem qualquer anormalidade e reagem com apitos diversos. Ficar ali muito tempo era enlouquecedor.

VALE DO SILÊNCIO

É difícil dizer qual a parte mais bonita do Everest, a melhor vista. A concorrência é acirrada. Às vezes, ela traz o componente da surpresa, como ao nos depararmos com aquela pequena cidade encravada nas montanhas, Namche Bazzar. Ainda durante o *trekking* de aproximação ao campo-base fazemos a última curva antes de encararmos esse lugar, que parece ter saído de um livro de Júlio Verne ou de outra dimensão. Ou será a primeira visão do campo-base? Não, só pode ser a vista do cume, o ponto mais alto do planeta! Em pé, dali, vemos o mundo, literalmente, de cima.

Talvez pudesse enumerar mais umas dez cenas. Nenhuma me impressionou, contudo, mais do que a vista que temos no Campo 1, ali no fim da Cascata de Gelo de Khumbu, estendendo-se no topo de dunas gigantes de neve, a 6.000 metros de altitude.

À esquerda, o Lhola; à direita, o Nuptse; à frente, a parede do Lhotse; e, se isso não fosse suficiente, ao fundo, a vista do Pumori, com o seu formato piramidal. Para tornar o cenário ainda mais deslumbrante, o movimento das nuvens, penteando a montanha. Há algo de muito erótico na relação entre as nuvens e as montanhas, ora cobrindo-as, ora desnudando-as. Quantas vezes me pego fechando os olhos e tentando reviver aquela paisagem, e penso: *Meu Deus, como eu queria estar ali agora!*

O trecho que liga o Campo 1 ao Campo 2, mais especificamente a sua segunda metade, é chamado de Vale do Silêncio. Talvez menos pelo silêncio relacionado à ausência de barulho e mais ao silêncio que emana de dentro de nós.

O aclive suave desse trecho da trilha é um descanso para o corpo assim como para a mente, cansada dos ruídos de tensão da travessia da cascata de gelo. Sim, além de desgastante e perigosa, a cascata de gelo é barulhenta para a mente. É como se seus riscos nos mantivessem sempre alerta, prontos para reagir, já que ela grita dentro de nós: *CUIDADO!* Esse barulho interno é quase físico; parece que pode ser medido em decibéis.

No Vale do Silêncio, muitos dos sons que nos acompanharam enquanto cruzávamos a cascata de gelo ainda se faziam presentes: os crampons amassando o gelo; o ruído da respiração, ainda que menos ofegante; o barulho das avalanches.

Por que, então, as pessoas associam esse trecho da escalada ao silêncio, a ponto de nomeá-lo assim? Não sei exatamente, mas penso estar relacionado ao silêncio da mente.

Ao conseguirmos impor um ritmo de caminhada mais cadenciado e linear no Vale do Silêncio, a respiração torna-se mais fluida, o cérebro recebe um pouco mais de oxigênio e, embora não se possa dizer que ali seja um lugar de relaxamento (como não é nenhum trecho do Everest), a mente aquieta-se um pouco.

A quietude da mente é o silêncio mais valioso.

Se para Eco, na sua fina ironia, o silêncio é um bem escasso e caro, para o explorador norueguês Erling Kagge o silêncio é o novo luxo: "afastar-se do barulho cotidiano é um privilégio". Kagge, no caso, dá uma conotação menos física e mais espiritual a esse silêncio — o silêncio que vem de dentro. Ele costuma dizer que suas expedições aos polos ou ao Everest lhe ensinaram a usar o silêncio como uma forma de trancar o mundo do lado de fora. Não no sentido de alienação, mas no sentido de encontro consigo mesmo. Ele usa o silêncio como uma ferramenta para liberar os pensamentos. No epílogo de seu livro, cujo sugestivo nome é *Silêncio,* ele cita o místico Rumi: "Agora vou ficar em silêncio para separar as verdades das mentiras".

No silêncio da alma, as verdades se manifestam. É o lugar do não julgamento e da não resistência. É ainda o nosso espaço seguro, no qual a dor e a solidão encontram morada e acalento. Gratuito e disponível, ele está acessível aqui e agora.

A nossa intuição fala no silêncio.

Deus se manifesta no silêncio: "Aquietai-vos e saibam que sou Deus", diz o salmista.

A VERDADE INCONVENIENTE

Todo mundo carrega uma sombra, e quanto menos ela está incorporada na vida consciente do indivíduo, mais escura e densa ela é.
(Carl Gustav Jung)

No livro *Admirável mundo novo*, Aldous Huxley nos presenteia com um dos mais belos diálogos da literatura, entre Mustafá Mond, o Controlador do Mundo, e John, o Selvagem. Nele o Controlador interroga o subversivo Selvagem acerca de suas posições contrárias ao regime. Enquanto John quer viver a vida na integralidade, com todas as doses de beleza, dor, alegria e sofrimento, Mond lhe oferece as mesmas emoções, porém de forma artificial, através dos compostos químicos disponíveis. Neles John poderia ter todas as virtudes e emoções, até mesmo o amor e a raiva, sem os inconvenientes efeitos colaterais desses sentimentos.

Em determinado momento, John, replicando o Controlador no seu argumento de que civilizado é livrar-se dos incômodos e inconveniências, pondera: "Sim, é bem o modo dos senhores procederem. Livrar-se de tudo o que é desagradável ao invés de aprender a suportá-lo... Não sofrem e não enfrentam. Suprimem, simplesmente, as pedras e as flechas".

Ele continua, desafiador:

> — O que vocês precisam é de algo com lágrimas [...] Viver perigosamente não tem sua graça?
> — Sem dúvida nenhuma — responde o Controlador.
> — Homens e mulheres devem ter suas suprarrenais estimuladas de vez em quando... É uma das condições

para uma saúde perfeita. É por isso que fizemos com que os tratamentos com S. P. V. sejam compulsórios.

— S. P. V.?

— Substituto da Paixão Violenta. Uma vez por mês inundamos todo o sistema de adrenalina. É o exato equivalente do medo e da raiva. Todos os efeitos tônicos de assassinar Desdêmona e ser assassinado por Otelo sem nenhuma das inconveniências.

— Mas eu gosto de inconveniências — John replica.

— Nós não — disse o Controlador. — Preferimos fazer as coisas confortavelmente.

— Mas eu não quero conforto. Eu quero Deus, quero poesia, quero perigo real, quero liberdade, quero bondade. Quero pecado.

— Na verdade, você está reivindicando o direito de ser infeliz. Sem falar no direito de ficar velho, feio e impotente, o direito de ter sífilis e câncer; o direito de ter muito pouco o que comer, o direito de ser horrível; o direito de viver em constante apreensão quanto ao que vai acontecer amanhã; o direito de pegar tifo, o direito de ser torturado por dores indizíveis de todo o tipo.

Houve um longo silêncio.

— Reinvidico tudo isso — disse o Selvagem, afinal.

Mustafá Mond deu de ombros.

— Disponha — disse ele.

O que me salta aos olhos nesse texto é a coragem de John. Confrontado com sua verdade, John reivindicou o direito de permanecer humano, com suas dores e delícias, o pacote completo. Ele abriu mão do controle. Escolheu o direito de viver e de morrer.

O que se espera de alguém que vai subir o Everest? Quais habilidades comportamentais esses "super-heróis" precisam ter diante de tantos perigos e tantas adversidades? Coragem, garra, determinação, a autoconfiança e a mentalidade para nunca desistir, para ir além dos seus limites: *Eu posso tudo, desde que acredite na minha força e nos meus sonhos.*

O que se espera de um filho ao visitar seus pais e cuidar deles, gravemente doentes? Que os estimule com essas mesmas palavras de coragem, garra e determinação: "sejam fortes, não desistam, lutem, tenham fé". Que os motive a confiar nas suas capacidades de superação e a confiar também em Deus. Claro, naquele deus adestrado por nós, que faz as nossas vontades, no deus da troca, da barganha e da meritocracia; afinal, se sou bom, então mereço a cura.

A verdade é que não podemos garantir, de fato, nem uma coisa nem a outra. Nem que minhas melhores habilidades me levariam ao cume, nem que todo o pensamento positivo salvaria meus pais.

Em ambos os casos, inflamos nosso ego como forma de escondermos a verdade e nos protegermos daquilo que preferimos não enfrentar: a nossa total fragilidade, pequenez e falta de controle diante de coisas que são tão maiores do que nós e de mistérios que fogem à nossa compreensão. Por isto a consciência da falta de controle é uma verdade inconveniente: para nos protegermos do risco ou do sofrimento preferimos negá-la, ocultá-la, varrê-la para debaixo do tapete e enganarmos a nós mesmos.

O excesso de positividade nos leva a achar que certos sentimentos são aceitáveis, enquanto outros, não. Algumas emoções são desejáveis e devem ser estimuladas (mesmo que artificialmente), enquanto outras, especialmente aquelas que revelam nossa vulnerabilidade, são ruins, indesejáveis e devem ser eliminadas ou ocultadas.

A alegria e a felicidade são desejáveis. Todos queremos ser felizes, claro; mas é uma ilusão achar que seremos felizes o tempo todo. Às vezes, nos culpamos, inclusive por não conseguirmos ser felizes, esquecendo que outros sentimentos, assim como a felicidade, fazem parte da vida; logo, são inevitáveis e impermanentes, vêm e vão: a raiva, a tristeza, o medo, o ressentimento, a inveja, dentre uma longa lista.

As emoções, sejam elas positivas ou negativas, devem ser encaradas como mensageiras importantes, alertando-nos para algo que merece nossa atenção naquele momento. Ignorar as emoções negativas pode parecer sinal de força, mas, ao não reconhecê-las, estamos, perigosamente, alimentando-as. Estamos fortalecendo o nosso lado "sombra", sem termos a menor ideia de como lidar com ele.

Todos possuímos o nosso "lado sombra". A psicologia analítica desenvolvida por Carl Gustav Jung define "lado sombra" como todo conteúdo da nossa personalidade que foi negado, reprimido ou ainda permanece desconhecido, pois conflita com a forma como queremos ver a nós mesmos ou como desejamos que os outros nos vejam. As emoções que emergem do nosso lado sombra — que, por serem dolorosas, vergonhosas ou tóxicas, rejeitamos em nós mesmos — em situações-limite (como de perda, sofrimento ou perigo) provavelmente emergirão de forma descontrolada.

Reconhecer nossas emoções negativas não significa nos sujeitarmos a elas e aos seus impulsos (muitas vezes violentos e danosos). Significa, sim, admitirmos sua existência, acolhê-las, procurarmos compreender qual a mensagem que elas querem nos transmitir e só então reagir. Esse é um caminho adquirido apenas pelo autoconhecimento.

Considero o montanhismo um tipo de experimento "*in vitro*" da vida real. Lá passamos por situações em que somos submetidos a provas que despertam diversas emoções e provocam reações que nos proporcionam aumentar o conhecimento e a consciência que temos de nós, do outro e do mundo.

Talvez a primeira lição que uma expedição em alta-montanha joga na nossa cara é que o controle absoluto é uma ilusão. Por mais que nos preparemos, e devemos nos esmerar nesse preparo, há um componente de imponderabilidade que faz com que a última palavra seja sempre dela, da montanha. Os fenômenos da natureza são sempre mais poderosos do que nossa mais eficiente preparação e, esta, então, deve estar submetida, humildemente, àquela. Até que aprendamos isso, esse contato com a nossa própria fragilidade e impotência nos coloca num estado de constante tensão e ansiedade.

Sob pressão, o melhor e o pior de nós emergem. Nossas virtudes e nosso lado sombra são escancarados. O grande paradoxo é que o caminho para se chegar às virtudes passa, necessariamente, por atravessar esse lado sombrio. É pelo caminho do autoconhecimento que evitamos ser dominados pelas emoções negativas advindas dessa sombra.

Diante de uma situação-limite (um perigo extremo ou um sofrimento, ou seja, situações que nos colocam diante do nosso lado sombrio), podemos reagir de duas formas: evitá-la ou atravessá-la.

Evitar o lado sombrio é uma reação instintiva de sobrevivência, pois, agarrados às nossas certezas, sentimo-nos protegidos. Paradoxalmente, ao fugirmos da realidade permanecemos estagnados, evitamos o amadurecimento e prolongamos o sofrimento. Ao evitarmos o lado sombrio, o pior de nós se manifesta. Esse é um mecanismo de defesa. Para atingirmos o objetivo final, ou para salvarmos a nossa pele, vale tudo: egoísmo, falta de ética, mentira e autoengano. O cume da montanha a qualquer preço.

A segunda reação — atravessar o lado sombra — é o caminho que leva ao conhecimento de si mesmo. Semelhante ao processo de se preparar para morrer, é um caminho de esvaziar a mochila; logo, é um caminho difícil, incerto, doloroso e acompanhado de muito medo. Claro que continuamos querendo chegar ao cume, mas a integridade com o nosso eu passa a entrar nessa conta. Mais importante do que chegar ao cume é saber quem voltará de lá, pois será com essa pessoa que teremos que conviver para o resto da vida. Esse caminho, ao contrário do primeiro, traz-nos recompensas: uma sensação de que subimos alguns degraus no amadurecimento espiritual.

— Se você está se machucando, você precisa entender o que está acontecendo e virar a chave — disse Alan Arnette, quando lhe informei que havia me lesionado.

— Você precisa ajudar seus pais a morrer — disse meu amigo José Loureiro quando meus pais se encontravam em estado grave no hospital.

Esses comentários, proferidos por dois amigos em situações críticas da minha vida, quando o pior e o melhor de mim poderiam emergir, tiveram o poder de me jogar diretamente na minha sombra. Seus comentários me deram a oportunidade de deixar o caminho da negação e atravessá-la.

Dificilmente trocamos o caminho da negação pelo do enfrentamento de maneira voluntária. Normalmente, precisamos de um evento de perda, de dor ou de sofrimento para, como disse Alan, virarmos a chave.

Machucado, no fundo da barraca, somente quando não tinha mais recursos pessoais que mascarassem a minha fragilidade, finalmente me entreguei. Após reconhecer que havia perdido todas as chances de por minhas próprias forças reagir, quando não me sobrava mais energia e quando eu reconheci a derrota, tive um momento de paz e descanso. Somente na iminência de perder tudo e ter que voltar para casa é que consegui enxergar as coisas por uma nova perspectiva, e me dei conta do quanto tudo aquilo o que eu vivia era único, sublime, e que eu queria vivê-lo até quando fosse possível. Somente quando me dei conta de que iria embora de qualquer jeito passei a viver o momento presente — a tarefa do dia —, consegui respirar aquele ar até o fundo dos meus pulmões e enxergar aquela maravilha à minha volta. Só quando eu parei de lutar e me aquietei Deus agiu.

O medo que eu sentia não era apenas o medo do fracasso ou do julgamento alheio, como inicialmente havia pensado. O meu medo maior, a minha verdade inconveniente, a minha sombra era o medo de voltar para casa a mesma pessoa que havia ido para o Everest. Eu ansiava, com todas as minhas forças, atravessar — ou ao menos dar alguns passos adiante na dolorosa mudança de ciclo de vida em que eu me encontrava —, sair dos estados de isolamento e estagnação descritos por Erikson. Com isso acabei depositando no Everest uma expectativa que não cabia a ele. Sem suportar o peso, sucumbi.

Era claro, porém, que, ao aceitar o momento presente como ele se apresentava, eu já não era mais a mesma pessoa. Talvez não atingisse a conclusão do ciclo de vida pelo qual passava — como de fato não atingi —, mas estava no caminho. Podia aproveitar os dias que me restavam no Everest. Como eu já havia perdido, o que viesse era lucro.

— Você perdeu esta batalha — me disse o professor do Insead Le Menestrel. — Você precisa deixar-se morrer.

Nesse sentido, eu finalmente reconhecia a derrota. Como aquilo era libertador! Minha mochila nunca esteve tão leve!

Assim como o Selvagem John, eu estava tendo a coragem de escolher atravessar a minha sombra. Tudo era incerto, nada era seguro, mas estava lá, lidando com aquela falta de controle em não saber como seria o dia de amanhã, se eu ainda estaria no Everest, se voltaria para casa.

Poucas vezes na vida a gente tem a sensação de estar no lugar certo, na hora certa e fazendo a coisa certa. Nos dias que sucederam o meu machucado e a minha recuperação eu sentia isso. Eu me sentia, finalmente, corajoso. Verdadeiramente corajoso e forte. A coragem que vem de saber-me vulnerável e a força que vem de saber-me fraco e dependente de Deus.

No que diz respeito à morte dos meus pais e à verdade inconveniente que eu precisei atravessar, havia um componente um pouco mais complexo.

O PERDÃO

Querido Pai:
Você me perguntou recentemente por que eu afirmo ter medo de você. Como de costume, não soube responder, em parte justamente por causa do medo que tenho de você, em parte porque na motivação desse medo intervêm tantos pormenores, que mal poderia reuni-los numa fala. E se aqui tento responder por escrito, será sem dúvida de um modo muito incompleto, porque, também, ao escrever, o medo e suas consequências me inibem diante de você e porque a magnitude do assunto ultrapassa de longe minha memória e meu entendimento.
(Franz Kafka)

Não, eu não via meu pai como um exemplo de tirano, alguém cuja presença parece estar sempre pronta para punir. Ao contrário, meu pai era uma pessoa cordial, de fala e gestos mansos e amorosos. E estava sempre disponível a ajudar. Às vezes, eu ligava para ele para pedir algum favor: "Pai, será que você podia...?". Antes que eu terminasse a frase, ele já tinha dito "sim". Depois perguntava o que era e se informava dos detalhes. De acordo com Adam Grant, no seu livro *Dar e Receber*, existem três tipos de pessoas: as Doadoras, que oferecem ajuda sem esperar nada em troca; as Tomadoras, mais dispostas a receber ajuda; e os Compensadores, buscando um equilíbrio entre dar e receber. Meu pai sem dúvida era um Doador.

Diferentemente de Kafka, no seu relato *Carta ao Pai*, eu não busco um acerto de contas com meu pai. Também não acho que o que sentia por ele era medo. O que temos em comum é que a magnitude desse assunto, dessa relação conturbada com o pai, também ultrapassa meu entendimento e, assim como Kafka, eu não conseguia me expressar adequadamente, minha visão ficava turva e meu coração, congelado. Nas nossas divergências, eu me sentia paralisado diante dos seus argumentos ou era desnecessariamente agressivo. Também não conseguia demonstrar afeto, seu abraço me sufocava, suas palavras me afastavam.

Mas, como disse Nietzsche, às vezes é preciso parar de procurar e decidir encontrar. Hoje eu não busco razões nem culpados. Busco aceitação. Busco compreender a essência do seu amor por mim e aprender a demonstrar meu amor por ele como eu nunca soube. Busco perdão: perdoar e ser perdoado.

Essa busca por lembranças perdidas é um trabalho de escavação, fino, cuidadoso. É um trabalho de arqueologia, a arqueologia da memória. Um movimento brusco pode quebrar uma peça; uma desatenção deixará enterrado para sempre um outro pedaço. É preciso movimentar com cuidado as memórias que nosso inconsciente preferiu esconder.

Estar livre de encontrar culpas e culpados, no entanto, torna esse trabalho mais suave e menos doloroso. Até onde eu pude alcançar, esse afastamento do meu pai se deu na minha adolescência. Sua integridade moral e seu caráter, sua unanimidade como uma boa pessoa, como pai, esposo, amigo e profissional exerceu efeitos contraditórios em mim e na nossa relação. Ao mesmo tempo em que eu o admirava imensamente, eu o repelia. Sua perfeição o desumanizava, e isso o afastava de mim. Tudo parecia tão irreal — não no sentido de falso ou forçado, mas inatingível. Ao mesmo tempo em que eu me esforçava para não ser como ele, eu me enxergava cada vez mais nele e, pior, as pessoas também me achavam parecido com ele. Isso me causava muita raiva.

Houve aquele evento quando ele me disse, no início da minha adolescência, "você nunca vai me decepcionar", e isso moldou minha atitude não apenas perante ele, mas acho que perante as pessoas de forma geral, manifestada no meu esforço por querer agradar.

Uma consequência dessa relação de não enfrentamento ocorreu poucos anos depois. Eu havia passado no vestibular tanto na Universidade Federal do Espírito Santo (Ufes) quanto na Universidade Federal de Minas Gerais (UFMG). Meu pai não opinava muito sobre nossas decisões, mas nesse caso ele manifestou sua opinião para que eu permanecesse em Vitória. Há todo um contexto por trás disso. Era início dos anos 1990, período muito difícil e com poucas possibilidades de trabalho e emprego. Ele achava que ficando em Vitória, onde conhecíamos mais pessoas, eu teria mais oportunidades. Além disso, tinha sua própria história pessoal, em que o trabalho por necessidade sempre prevaleceu sobre o sonho.

Suas intenções eram boas e legítimas, assim como legítimo era o meu sonho. Eu simplesmente não consegui falar nada. Nem explicar, nem argumentar, nem defender minha ideia e meu sonho de estudar fora. Eu simplesmente fiquei em silêncio e acatei.

Expor esses detalhes me causa um certo constrangimento, pois parece tudo tão pequeno, insignificante. Parece coisa de rebelde sem causa, de menino mimado: "São esses os seus traumas? Fala sério!". Mas as pessoas são o que são. Dores são sempre pessoais, únicas, incomparáveis e intransferíveis. Essas são as minhas.

Enfim, penso que isso se tornou uma mágoa que me acompanhou por muito tempo. Ele, que já havia roubado minha possibilidade de errar, roubava agora o futuro que eu havia escolhido viver.

Com o olhar da maturidade, vejo que a raiva que eu endereci ao meu pai era muito mais destinada a mim. A minha covardia em não confrontá-lo, ou melhor, em simplesmente não conversar com ele, entendê-lo e me fazer entendido. A minha falta de coragem em me expor, em não ser aprovado. De repente, ficou claro que havia duas pessoas a serem perdoadas nesse processo: meu pai — pois, ainda que com a melhor das intenções, podou-me em um momento em que eu precisava experimentar — e eu mesmo, que precisava perdoar aquele adolescente que não deu conta de se expressar, de conversar, de se impor; aquele adolescente que não confiou no amor e na compreensão do seu pai. E por isso eu precisava pedir perdão também a ele.

Exercer o perdão do outro e de si mesmo é ir ao encontro da mais difícil e inconveniente das verdades. Todas as emoções negativas que habitam essa sombra (culpa, remorso, raiva) pululam à nossa frente. Por outro lado, é a mais sublime das virtudes. Há algo de divino no perdão, algo que transcende o humano.

Aquela difícil conversa com o José Loureiro trouxe à superfície outra emoção que habitava minha sombra. Somente quando eu me dei conta de que a possível morte dos meus pais era iminente eu entendi que ajudá-los, naquele momento, não significava forçá-los a permanecer vivos, mas ajudá-los a morrer, e não apenas ajudá-los a morrer, mas a ter uma boa morte. Também precisei compreender que para ter uma boa morte, estar em paz com o momento da partida, não bastava ter a consciência de vida bem vivida (e eu estava certo de que eles tinham consciência disso). Era necessário que aqueles a quem eles amavam tanto, aqueles do núcleo mais íntimo, também estivessem prontos.

A minha verdade inconveniente nesse caso não era apenas o medo do que seria a minha vida sem os meus pais, aquele medo primário, o medo da criança. Também não era a culpa que eu pensei que pudesse me dominar, em função do meu distanciamento emocional, ou pelo perdão tardio — no caso do meu pai. Esse perdão já estava consumado. Eu confrontava a minha tristeza. Se o medo é uma emoção conhecida para mim, e mesmo a raiva e a culpa me são familiares, a tristeza habita uns subterrâneos mais profundos. Não me refiro a sentir-se triste, aquele estado de tristeza superficial que às vezes até cultivo como forma de entrar em contato comigo. Refiro-me àquela tristeza profunda, escura, que tem cor, cheiro e forma, que te tira o chão, te rasga o peito, bloqueia o ar, suga as cores, turva a mente e abre uma fenda definitiva na alma, pela qual sempre entrará um vento frio.

Penso que se não tivesse sofrido as perdas da minha transição de momento de vida, lá em 2015, não teria tido a oportunidade de ir ao Everest nem a intencionalidade para aprender com a minha experiência de quase morte. Sem a consciência adquirida por essa experiência talvez não tivesse sido capaz de cuidar dos meus pais, de perdoar e sentir-me perdoado e de viver na intensidade a tristeza pela morte deles. Talvez eu permanecesse aquela rocha insensível, incapaz de sentir qualquer emoção.

Foi um privilégio ter cuidado dos meus pais e uma bênção ter sofrido com eles, por eles e por mim mesmo. Atravessar essa tristeza dói demais. Aceitá-la não abranda a dor, mas livra do desespero.

Pelo amor ou pela dor, diz o senso comum. Sim, o amor e o sofrimento são as duas ferramentas mais poderosas de transformação. Se no Everest minha coragem e minha força vieram da consciência da minha vulnerabilidade e fraqueza, agora, na morte dos meus pais, minha coragem vinha da aceitação da minha tristeza e do meu sofrimento. Minha força vinha do amor que eu sentia deles e por eles.

Como o amor de Deus, o amor que transforma, transcende e restaura; o amor que perdoa.

O VERDADEIRO CUME

Pisar no topo do Everest me libertou do confinamento de minhas ambições... permitindo que me lançasse em meu próprio caminho. Talvez este caminho um dia venha me levar a um lugar de compreensão, compaixão e paz de espírito ainda mais profundos.

(Jamling Tenzing Norgay)

O que eu senti no topo do mundo?

Campo 4, a 7.910 metros de altitude, zona da morte. Entrei na minha barraca, vindo do Campo 3, por volta de 14 horas. O plano era estarmos no Campo 4 até 13 horas. Mas eu estava lento e exausto. Após retirar meus equipamentos e acomodar-me na barraca, estirei-me no saco de dormir e disse para mim mesmo: *Eu não tenho a menor condição de ir para o cume hoje à noite.*

Situado no Colo Sul da montanha, o Campo 4 é um lado feio do Everest. Barracas rasgadas, balançando com o vento, garrafas de oxigênio vazias largadas, lixo. No delicado equilíbrio entre a luta pela vida e a hostilidade do clima, de um lado e a irresponsabilidade e falta de consciência, do outro, algumas expedições largam para trás o que deveriam levar de volta. Apesar dos avanços dos últimos anos e da maioria das expedições trazerem de volta todo o lixo que produzem, ainda há muito a ser feito para que o Everest seja uma montanha limpa como é o Denali, no Alasca, ou o Vinson, na Antártica.

A zona da morte corresponde ao trecho da montanha que se situa a partir de 8.000 metros. Ali, com apenas 30% do oxigênio presente no nível do mar e com um frio que ultrapassa os –30 °C, o organismo, para sobreviver, começa a consumir a si mesmo, logo, deve-se passar o menor tempo possível lá.

Em função disso a estratégia das expedições é: chegar ao Campo 4 até o meio do dia, aproximadamente, descansar algumas horas e partir para o cume à noite, por volta de 22 horas. Escala-se à noite por três razões: para diminuir o tempo de permanência na zona da morte, para aproveitar as condições do gelo, mais favoráveis, e por uma questão de segurança, ou seja, se houver alguma intercorrência, temos o dia de luz e sol para resolver.

Durante o processo de recuperação da lesão, o meu desejo e a minha meta eram estar apto a participar do ciclo do cume e chegar o mais longe possível. Sonhava com o cume, claro, mas não ousava dizer que o faria. Como meu corpo recém-recuperado reagiria a altitudes inéditas para mim era uma incógnita. A única certeza que eu tinha era o firme compromisso que havia assumido comigo mesmo, com Pasang e com Mike, que confiaram em mim e no meu julgamento: "Não irei além do meu limite".

E lá estava eu! Era uma vitória para mim. Não apenas estava no ciclo do cume como havia chegado até o último acampamento. Assim, não ir para o cume naquele dia pareceu-me a decisão correta, sensata, inteligente e responsável. Não tive dúvidas nesta decisão e sentia-me sereno. Tentar o cume não era uma opção e eu estava feliz e grato a Deus.

Após uns quinze minutos, porém, Ozzy, um guia equatoriano que nos acompanhava guiando um outro colega, abriu o zíper da nossa barraca, meteu a cara lá dentro e disse:

— O Mike passou um rádio agora. Esta noite terá muito vento e as condições não estão favoráveis para o ataque ao cume. Como temos garrafas de oxigênio disponíveis, passaremos a noite aqui e iremos para o cume amanhã.

Aquele era o meu 49º dia na montanha. Somente ali, naquele instante, eu tive a certeza de que faria o cume do Everest.

Com a montanha cheia por causa da janela climática excepcionalmente curta naquela temporada de 2019, fizemos um ajuste na nossa estratégia: como estávamos descansados por termos tido um dia adicional, ao invés de iniciarmos à noite, antecipamos nossa saída para o final da tarde.

Às 17 horas, Pasang e eu dávamos os primeiros passos de um longo dia. Eu estava cheio de energia e confiança. O céu estava limpo, o vento era suave e a luz do sol, refletida no branco da montanha naquela altitude, tornava aquele momento mágico. No meio desse encantamento, cometi um erro grave: para aproveitar esse lindo fim de tarde, saí com os meus óculos na testa. Como o vento continuava suave e logo anoiteceu, não percebi.

Passamos pelo Balcony, a 8.400 metros e, por volta da uma da manhã, atingimos o cume Sul, a 8.749 metros. O frio era intenso e, então, lembrei-me de que escalava sem os óculos: *Meu Deus, que vacilo!* Assustado, desci os óculos para os olhos, mas, devido à diferença de temperatura, eles embaçaram imediatamente. O trecho seguinte era muito exposto e o mais perigoso daquele dia de cume. Sem alternativa, levantei novamente os óculos e prossegui.

Um passo de cada vez. Entre eles, três ou quatro respirações profundas. Os movimentos eram lentos, porém seguros; o ritmo, constante. Depois de sofrer um pouco com minha performance nos dias anteriores, naquele momento eu estava me sentindo física e mentalmente forte.

A noite estava clara e isso me permitiu ver as silhuetas daqueles gigantes ao meu redor, assim como os milhares de metros abaixo dos meus pés, enquanto atravessávamos a Cornice, o estreito e acidentado trecho que liga o cume Sul ao cume do Everest.

Minha mente estava vazia de pensamentos, totalmente concentrada na realização do movimento seguinte. Ali, eu, meus equipamentos, Pasang e a montanha éramos uma coisa só. Eu não podia errar. Tudo era uma questão de tempo e esforço. Eu precisava apenas de paciência e estâmina.

Atravessamos o icônico Hillary Step. Sim, estava perto!

Na madrugada do dia 22 de maio de 2019, às 3h11, meus pés e minhas mãos tocavam o topo do mundo.

Meus primeiros passos no cume foram calmos. Eu ainda não conseguia acreditar. Enquanto meus olhos e meu coração buscavam, em vão, escanear toda aquela maravilha, minha mente estava dividida: uma parte tentava aproveitar aquele momento enquanto a outra, buscando o pouco que restava de racionalidade, alertava-me que eu não poderia permanecer ali por muito tempo.

O vento, até há pouco gentil, tornou-se furioso e gelado, e aquela quantidade inacreditável de pontinhos luminosos movendo-se montanha acima indicava que a multidão de escaladores, os quais, estrategicamente, evitamos na subida, seria enfrentada, perigosamente, no nosso caminho de volta.

Dei um abraço de irmão no Pasang e lhe agradeci por sua ajuda — sem a qual eu não teria feito o cume —, expressei minha gratidão a Deus com uma prece silenciosa, tirei duas fotos e iniciamos a descida. Ainda tínhamos um longo caminho até a frágil segurança do Campo 4. Minhas pálpebras congeladas tornariam a descida ainda mais perigosa e exaustiva.

Aquela imagem lúdica de uma pessoa com uma bandeira no cume de uma montanha é um símbolo quase universal de sucesso, superação, realização pessoal. Para nações ou empresas representa poder, conquista, dominação, afirmação da superioridade. O cume é visto como um fim em si mesmo, a etapa última, o objetivo definitivo.

"Venci!" É o sentimento a que nos remetem essas imagens. Não por acaso países disputam o pioneirismo de serem os primeiros a chegarem aos cumes, aos polos, à Lua, bem como pessoas correm atrás de recordes que indiquem aquele que foi o primeiro, o mais rápido, o que conseguiu sem oxigênio suplementar, o que fez a escalada no inverno e por aí vai.

O Everest, claro, não escapou dessa sina. Embora as primeiras expedições tenham ocorrido ainda na década de 1920, seu cume foi atingido apenas em 1953, pelo neozelandês Edmund Hillary e pelo sherpa Tenzing Norgay, membros de uma expedição britânica comandada por John Hunt. Ainda inconformada pela perda da conquista dos polos Norte e Sul, a Inglaterra dedicou-se à conquista do que eles chamavam de "Terceiro Polo", o cume da montanha mais alta da Terra. Com o franco declínio do império britânico, essas conquistas geográficas tinham o efeito de resgatar o orgulho daquele que já fora reconhecido como o império onde o sol nunca se põe.

Finalmente, a Inglaterra fincara sua bandeira no Monte Everest! Por trás dessa conquista há uma linda história, recheada com uma deliciosa dose de ironia: Hillary e Norgay nunca revelaram qual dos dois foi o primeiro a colocar os pés no ponto culminante do planeta. Ok, foi uma expedição britânica, mas lá em cima, na piqueta do Norgay, que serviu de mastro, tremulavam, conjuntamente, três bandeiras: a do Reino Unido, promotora da expedição, a do Nepal, país natal de Norgay, e a da Índia, seu país de adoção.

Embora as pessoas continuem a subir o Everest atrás de todo tipo de recorde possível e imaginável, a história pioneira de Hillary e Norgay traz uma lição que merece reflexão: o cume de uma montanha não é lugar de vaidades pessoais ou de orgulho de nações, não é lugar de egos inflados ou autossuficiência. A foto dos dois lá em cima mostra, isso sim, um espírito de colaboração, humildade e gratidão mútua.

A imagem idealizada nos induz a crer que o cume é a meta final, assim como é, por exemplo, cruzar a linha de chegada em uma maratona. Quando chegamos, porém, ao cume de uma montanha, estamos apenas na metade do caminho. Há uma outra montanha para descer e a maioria dos acidentes e mortes em alta-montanha acontece, justamente, na descida. Um corpo no limite da exaustão e uma mente relaxada pelo sentimento de que o objetivo foi atingido é uma combinação bastante perigosa. Embora muitas pessoas tenham energia para chegar até o cume, às vezes lhes falta energia para descerem de lá.

O cume não é um lugar de permanência, nem mesmo um lugar para se demorar. Lá não cabem excessos. O cume é lugar de passagem. Lá em cima venta, é frio, não temos abrigo. Se ficarmos muito tempo lá vamos congelar. Contemple-o e deixe-o. O cume é lindo, mas, assim como o ego, é um lugar de morte.

O ponto de chegada de uma expedição bem-sucedida é a segurança dos acampamentos baixos. Lá é o lugar da celebração! Mas para isso é necessário desescalar a montanha.

DESESCALANDO A MONTANHA — BUSCANDO UM SENTIDO EM TUDO ISSO

Assim como convém aos escaladores estarem preparados para a segunda metade da montanha, convém a nós estarmos prontos para a segunda metade da vida.

Para o psicanalista e professor do Insead Manfred Kets de Vries, a busca por significado é, em última instância, a busca por autenticidade. Ser autêntico significa ser honesto e verdadeiro consigo mesmo e com as outras pessoas, vivendo de forma integrada com os próprios valores e princípios. Significa ter a coragem de encarar a verdade, de confiar nas suas forças e de ser paciente com suas fraquezas.

Essa jornada de autoconhecimento pressupõe, segundo ele, um mergulho na nossa relação com quatro temas fundamentais à natureza humana — que não por acaso formam o título de um dos seus livros: *Sexo, dinheiro, felicidade e morte*. Para ele pensar na morte é o preço que pagamos por nosso desenvolvimento enquanto espécie:

> Graças à formação dos nossos lóbulos frontais, o *Homo sapiens* desenvolveu a capacidade de olhar para o futuro. Nenhum outro animal possui um lóbulo frontal da mesma espécie que o nosso. E, embora pensar sobre o futuro possa ser algo agradável, o futuro também encerra a morte.

Saber-se mortal: esse efeito colateral da singularidade humana seria a origem dos nossos maiores medos e ansiedades. A maneira como lidamos com o fato de termos ciência da morte e de sua inevitabilidade nos teria feito criar o que Kets de Vries chama de "sistemas de imortalidade". São eles: a identificação com as crenças religiosas ou culturais (a noção de que estamos conectados a uma força criadora maior do que nós mesmos); a imortalidade, por meio da procriação (ao projetarmos nos filhos nossas conquistas e aspirações, perpetuamos nossas crenças e valores); a sobrevivência, pelos frutos do trabalho (a esperança de que nosso legado será perpetuado através das realizações profissionais); a transcendência pela natureza (a conexão com montanhas, mares ou florestas nos proporciona a aceitação de que nascer e morrer é parte do ciclo natural da vida).

Esses sistemas de imortalidade, entretanto, não passariam de tentativas para combater não apenas o medo que sentimos da morte, mas o medo que temos de nossa vida ser insignificante, daí a ânsia por nos sentirmos importantes e a necessidade de fazermos parte de um contexto maior. "Queremos obter reconhecimento, queremos ser valorizados, queremos afirmar nosso ego", afirma Kets de Vries. E continua:

> O trágico destino da nossa espécie parece ser o de precisarmos nos justificar como um objeto de valor primário no universo; queremos nos destacar; queremos ser heróis; queremos mostrar ao mundo que fazemos parte. Queremos poder dizer — e que outras pessoas o digam — que fizemos a diferença. Mas, quanto mais fundo mergulhamos na densa nuvem narcisística da autoadmiração e da idolatria, fica cada vez mais difícil aceitarmos o nosso destino inexorável.

Essa contradição seria irônica se não fosse sinistra.

Para o teólogo americano Richard Rohr, há uma espiritualidade para a primeira metade da vida e outra espiritualidade para a segunda metade. Ambas têm relevância, cada uma a seu tempo.

O capelão Roberto Miguel, aprofundando-se na teoria de Rohr, explica que a primeira metade da vida "é aquela que se ocupa da construção da nossa identidade, do nosso ego", é a fase em que estamos concentrados em nós mesmos, em nossas realizações e em nosso sucesso, apegados ao mundo e às formas. É nessa fase que estruturamos nossa autoestima, segurança e confiança. Embora fundamental, a primeira fase não traduziria completamente a experiência existencial. Somente na espiritualidade da segunda metade da vida, livres dos apegos que marcam a primeira metade, experimentaríamos a vida de modo mais pleno: "A espiritualidade da segunda metade da vida é aquela que vai se identificar com a desconstrução desse ego, para vivermos identificados não mais com a forma, mas com a essência", afirma Miguel.

A busca de sentido é o que vai se constituir na tarefa da segunda metade da vida.

Embora Rohr fale em primeira e segunda metades, ele não estabelece uma cronologia nessa transição, um tempo, uma idade. Cada pessoa, na sua íntima individualidade e de acordo com suas experiências, especialmente as de sofrimento, amadurece, transforma-se e vai adquirindo a consciência para seguir para a nova fase.

Nem todos, entretanto, passam da primeira para a segunda fase da vida espiritual. Algumas pessoas permanecem ocupadas, buscando as coisas da primeira metade da vida — status, posse, sucesso, títulos, aparência, segurança. Continuam reféns da aprovação do olhar alheio e do reconhecimento, seguem em busca de controle e previsibilidade.

Quando uma pessoa não foi capaz de realizar bem a tarefa da primeira metade da vida, ou, como destaca Miguel, "se não fomos amados, protegidos, se não tivemos limite, moralidade e senso de estrutura", essa pessoa tentará fazer isso de novo e de novo.

> O fato de a nossa sociedade e cultura premiarem as conquistas da primeira metade da vida dificulta ainda mais a transição. Por isso, o sofrimento é um caminho, assim como o amor. Nada é tão forte como o sofrimento e o amor para abalar e dissolver as estruturas do nosso ego.

Miguel finaliza citando Viktor Frankl: "Não é o sofrimento que mata o homem, mas o sofrimento sem sentido. Entre o estímulo e a resposta existe um espaço. Nesse espaço está o nosso poder de escolher a nossa resposta e na nossa resposta está o nosso crescimento e a nossa liberdade".

Encontrar o sentido da vida não é uma epifania, também não é ganhar um prêmio. É, diante de circunstâncias boas ou ruins, fazer uma escolha e responsabilizar-se por ela. Somos livres para escolhermos como lidar com o inevitável da vida. É justamente no nosso posicionamento diante do inevitável, quando nos sentimos confortáveis com o mistério, com as trevas e com o sofrimento, e quando aceitamos as incertezas e os paradoxos, que passamos da primeira metade para a segunda metade da vida.

Ainda me sinto tão distante desse conforto diante das incertezas! Sinto que ainda luto pelo controle, entregando-o com uma das mãos e segurando-o com a outra. Talvez eu ainda esteja no início desse caminho, lá na fase da tomada de consciência. Algumas vezes tenho a sensação de que avancei; em outras, parece que eu não aprendi nada.

Essa não parece ser, de fato, uma estrada plana; ao contrário, é cheia de curvas, subidas e descidas. Lembra-me do que senti na maratona na Groenlândia: a sensação de algo difícil, longo e doloroso. É como descer a montanha: arriscado, perigoso, mas absolutamente necessário.

Eu já consigo, entretanto, olhar para os lados e achar bonita a paisagem dessa estrada. Mesmo com o risco da lesão, já consigo aproveitar a corrida. Ainda que meus olhos estejam congelados, eu sinto a alegria de ter subido e de saber que já estou fazendo o caminho de volta, desescalando a montanha.

Por generatividade entenda-se o momento em que a pessoa começa a se interessar por questões além de si mesma e de seu núcleo familiar. É como se, antecipando seu gradual final, sinta a necessidade de participar da continuação da vida e do bem-estar das próximas gerações. Aqueles que, ao contrário, não chegam a formar um senso de generatividade permanecem em um estado de inércia ou estagnação, absortos em si mesmos, restringindo suas preocupações somente às suas necessidades pessoais.

Essa etapa vinha a seguir, naturalmente, do sexto estágio, o da **intimidade**, que marca o final da adolescência e vai até o início da meia-idade. Ela se caracteriza pela aquisição de um senso de identidade pessoal e dedicação a um trabalho produtivo. A intimidade a que Erikson se refere não é apenas a realização amorosa, mas a capacidade de se envolver, de partilhar e de cuidar de outra pessoa. A outra extremidade desse estágio, caso não se confirme esse senso de intimidade, é o **isolamento**.

O que me apavorava — hoje isso é claro para mim — era justamente o que eu já vinha vivendo: o isolamento e a estagnação.

Quão violento e incômodo pode ser esse momento de transição quando não somos velhos, mas também não somos mais jovens. Onde está o limite que separa a juventude da velhice?

Embora nosso corpo sinta alguns sinais da idade — um desgaste dos joelhos, algumas dores crônicas, uma barriga que desponta [illegible] bem, ainda sentimos a vitalidade da juventude, [illegible], agora, é enganada — ou melhor, compensada pela experiência.

A VIDA VIVIDA

CONCLUINDO O PROJETO 7 CUMES

Talkeetna, 10 de junho de 2023.

Após três horas de viagem de trem, saindo de Anchorage, percorrendo um cenário que é a cara do Alasca — florestas, lagos e montanhas nevadas ao fundo —, chegamos à Talkeetna, uma pequena e deliciosa vila, mistura de velho oeste, atmosfera hippie e aventura e porta de entrada para aqueles que desejam escalar o Monte Denali: 6.194 metros, maior montanha da América do Norte: logo, uma das que compõe o Projeto 7 Cumes.

A temporada de escalada vai de meados de maio a início de julho, época em que aquela que é considerada uma das montanhas mais frias da Terra reúne condições adequadas para o montanhismo.

Assim que cheguei do Everest, um amigo me presenteou com uma pequena escultura em acrílico das montanhas dos 7 Cumes. Na montanha que correspondia ao Denali, próximo ao topo, um pequeno risco, quase imperceptível. Segundo ele, era para registrar a minha história com esse projeto, ou seja, sete montanhas escaladas, seis cumes atingidos. Achei o presente realmente significativo e fiquei pensando no que ele me disse sobre encerrar a minha história com o 7 Cumes, deixando essa pequena pendência com o Denali, ou melhor, abraçando-a, aceitando-a conforme ela teria sido escrita até aquele momento.

Aquela ideia continuou no meu pensamento por bastante tempo, e confesso que ela me agradava. Talvez uma maneira de controlar o próprio ego. Fiquei pensando se o que viesse dali em diante não seria muito mais um jogo de vaidade. Lá no fundo, todavia, algo me dizia que o último capítulo daquela história ainda não estava escrito.

No final do ano de 2022 fui tomado por uma vontade avassaladora de voltar ao Denali, também chamado de *The Great One*, em uma das línguas nativas atabascanas. Não lutei contra ela; ao contrário, alimentei-a. Mais do que voltar àquela montanha, eu queria refazer alguns passos que havia feito em 2014, como passar por Seattle para comprar os últimos equipamentos, passear por Anchorage e, principalmente, queria estar ali, exatamente onde eu me encontrava naquele momento, na pequena Talkeetna, no coração selvagem do Alasca.

Essa seria minha terceira experiência com o Denali. Houve aquela em 2014, quando não atingimos o cume por questões climáticas, e em 2018, quando uma hérnia de disco abortou a escalada ainda em Vitória, a quinze dias do embarque. O Denali parecia uma daquelas namoradas difíceis, que marcam, desmarcam, dão bolo, flertam aqui, cortam ali, apenas para te manter enfeitiçado por seus encantos.

Junto comigo estava o Rodriguinho, no que chamamos de Expedição Alasca. O esporte nos proporciona conhecer pessoas extraordinárias. Algumas se tornam amigas. Acho que a amizade pelo esporte é a que mais se assemelha àquela feita na infância: é a vontade de ter a companhia da pessoa sem nenhum outro interesse. Assim têm sido minhas últimas viagens para as montanhas, sempre na companhia de bons amigos.

A Expedição Alasca nasceu dessa forma, eu me preparando para escalar o Denali e o Rodrigo entusiasmado com a Maratona de Anchorage. Em dois minutos resolvemos! Ficamos dois dias em Talkeetna, antes de eu me juntar ao time da RMI, no dia 13 de junho, e ele retornar para Anchorage para correr a maratona.

O Denali é um parque nacional, logo, as regras para escalá-lo são bastante rigorosas. Apenas sete empresas detêm a concessão para explorar comercialmente as expedições de ascensão, ou seja, quem deseja escalá-lo necessariamente tem que contratar uma dessas empresas ou ir de maneira independente. A RMI é uma delas.

Nosso time era composto por sete escaladores e quatro guias — todos estadunidenses, exceto eu. O líder da nossa expedição era o Dave Hahn. Com quinze cumes do Everest e 26 cumes do Denali, o Dave é uma lenda do montanhismo mundial recente e um dos guias de maior reputação em atividade. Aos 61 anos (na época), Dave é, acima de tudo, um ser humano incrível. Estar em uma expedição guiada por ele era um privilégio e uma tranquilidade. Ouvir suas histórias à noite, enquanto jantávamos, ou nos dias em que permanecíamos parados por causa do clima foi um bônus dessa expedição. Não tinha preço.

No dia 15 de junho, após dois dias fazendo os preparativos para a meia tonelada de carga que levaríamos para 22 dias de montanha, voamos em um pequeno monomotor, serpenteando a cordilheira, até o Glaciar Kahiltna, campo-base do Denali, a 2.225 metros de altitude. De lá seriam outros cinco acampamentos até o dia do cume.

Algumas características fazem do Denali uma montanha particularmente complexa: a primeira é que não há carregadores. A expedição deve ser totalmente autônoma; logo, vamos muito pesados. Entre mochila e trenó, levávamos cinquenta quilos. A segunda é o clima. Além do frio, a temperatura no Denali é extremamente instável, sendo impossível prevê-la com exatidão. Em função disso, o índice de sucesso é relativamente baixo, ficando em 50%. Em 2023, entretanto, com o clima especialmente ruim, esse índice não ultrapassou os 30%.

Assim, toda a estratégia leva em conta esses dois fatores, tanto para uma boa aclimatação como para os deslocamentos entre um campo e outro. Subíamos ziguezagueando verticalmente a montanha, ou seja, levávamos parte dos suprimentos e equipamentos até o acampamento superior (esse procedimento é chamado *cache*), retornávamos para o acampamento de origem e no dia seguinte, ou quando o clima permitisse, mudávamos para o acampamento onde havíamos feito o *cache*.

À noite, antes de dormir, planejávamos o próximo dia, mas esse só seria confirmado na manhã seguinte, pelo Dave. Ele cumpria um certo ritual para tomar essa decisão. Primeiro consultava a previsão climática; em seguida, passava um rádio para algum outro guia que estivesse nas partes mais altas da montanha e, por fim, ficava uns dez ou quinze minutos parado, de braços cruzados, olhando para a trilha que percorreríamos, como que escutando a montanha e ouvindo seus instintos. A partir de então ele decidia o que fazer. Às vezes, o tempo estava bom, mas ele decidia permanecer no acampamento e, então, inesperadamente, tudo mudava, e éramos atingidos por uma tempestade ou pelo fenômeno *whiteout* (fenômeno climático no qual a visibilidade fica severamente comprometida em função da irradiação da luz do sol na neve e na neblina baixa). Ou saíamos com o tempo fechado, sem entender nada e descrentes de sua decisão, para daí a minutos o tempo abrir.

Outro ponto que torna as expedições ao Denali fisicamente extenuantes é que a cada mudança de acampamento toda a estrutura precisa ser desmontada e remontada. Isso gera um esforço enorme de todos nós, pois, após seis ou sete horas de atividade, levamos outras duas horas para preparar o acampamento: solar o piso, armar as barracas, montar as paredes de gelo para proteção contra os ventos fortes.

Eu estava, porém, bem preparado física e emocionalmente. Se no Everest eu colocara um peso na montanha que não pertencia a ela, depositando muitas expectativas, agora eu estava leve e feliz. Só queria estar ali, vivendo aquele momento e fazendo o que estava fazendo. A cada trecho percorrido, eu buscava a memória de 2014 e pensava: *Meu Deus, que privilégio enorme estar aqui novamente!* Aquilo me enchia de energia.

Dave não tinha pressa em avançar. Parece que ele não queria desgastar o time antes da hora sabendo que adiante seríamos postos à prova, no limite de nossas forças. Assim, avançávamos devagar, abusando dos dias de descanso ativo. Essa cadência seguiu até o Campo 4, chamado de Campo 14.000, pois está a 14.000 pés de altitude, ou 4.328 metros.

O DIA DE CUME

Embora ainda tivéssemos mais um acampamento, o ciclo do cume começa, propriamente, do Campo 4. Desse ponto precisamos cumprir os seguintes passos: fazer o *cache* até um local próximo ao Campo 5, em torno de 5.000 metros, e retornar ao Campo 4; mudar para o Campo 5; dia de cume; retorno ao Campo 3.

O clima, claro, precisa permitir essa sequência, e é aí que tudo complica, pois a equação tempo de expedição versus janela climática versus comida disponível fica difícil de fechar. A maioria das expedições em 2023, assim como a minha em 2014, não conseguiu ultrapassar o Campo 4. Se conseguimos nos preparar, fisicamente, para os árduos desafios do Denali, esperar a janela climática para avançarmos (com a comida acabando e sem nenhuma garantia) coloca nossos nervos à flor da pele.

Após alguns dias presos no Campo 4, em função de uma tempestade que parecia não passar, tínhamos a previsão de uma janela relativamente sólida para os próximos dias. Agarramos com unhas e dentes!

Caso eu chegasse ao cume do Denali, seria a conclusão também do Projeto 7 Cumes. Antes mesmo de partirmos para o Campo 5, todavia, eu já havia estabelecido um compromisso comigo: qualquer que fosse o resultado, aquele seria o encerramento do projeto. Eu não retornaria ao Denali. Se chegasse ao cume, puxa, que final incrível! Mas se não chegasse, receberia, com contentamento, o que a montanha havia reservado para mim. Agora sim eu estava preparado para encarar o fim do projeto. Estava pronto para descer aquela montanha e encerrar esse ciclo da minha vida. Essa seria a minha história com o Denali e com o 7 Cumes — linda, mas incompleta, assim como, às vezes, são as histórias de amor.

No dia 30 de junho mudamos para o Campo 5 e, no dia 1º de julho, às 11 horas da manhã, partimos para o cume, onde chegamos as 20h26. Fomos presenteados com um céu aberto e uma vista — até onde podíamos alcançar — das montanhas que formam aquela cordilheira até as planícies que as sustentam. Na verdade, foi o único dia em que tivemos o céu plenamente azul. Às 2h30 da madrugada, estávamos de volta ao Campo 5. No Denali, devido à alta latitude e ao verão no hemisfério Norte, há luz o dia inteiro. Foi um dia bastante longo e difícil para mim. Estava cumprido, no entanto. Finalmente, o cume do Denali estava feito! Agora era voltar para casa.

O RETORNO

Voltar é uma parte delicada da expedição. E eu me refiro a dois aspectos: descer a montanha e chegar em casa.

Descer a montanha é sempre delicado para mim; se para subir consigo manter um bom ritmo, costumo ser lento para descer. No Denali, nós escalamos todo o tempo encordados uns nos outros. Essa é uma medida de segurança, pois escalando em glaciares onde existem muitas fendas, estas não raro estão encobertas por uma camada fina de gelo e neve, de maneira que se um cai, os outros dois ou três componentes da corda, utilizando as técnicas apropriadas, efetuam o resgate. No Denali, conhecendo o ritmo dos meus companheiros de corda, sabia que teria problemas na descida.

No dia seguinte ao cume, ao voltarmos do Campo 5 diretamente para o Campo 3, em um trecho chamado Windy Corner ("Esquina do Vento"), o tempo virou por completo. Ali não é um lugar onde, normalmente, nos sentimos confortáveis, mas no meio de uma tempestade é terrível. O vento soprava o gelo com força em nosso rosto. Dave, que liderava nossa corda, impôs um ritmo muito forte, o que me fez desequilibrar e cair algumas vezes. Uma certa hora gritei para ele:

— Dave, por favor, eu consigo fazer tudo, mas eu preciso ir um pouco mais devagar.

Ele replicou:

— Gustavo, pise exatamente onde eu pisar, nem na frente, nem ao lado. Siga os meus passos.

A partir daí segui com mais segurança. Quanta diferença faz um bom guia! Mais tarde, ele justificou-se dizendo que, devido ao local onde estávamos, com risco de avalanche, e por causa da tempestade, precisávamos sair dali o mais rápido possível.

Quando por fim chegamos ao Campo 3, juntamos nossas forças, montamos as barracas e nos desmontamos dentro delas. Na manhã seguinte, com o tempo impossibilitando qualquer deslocamento, permanecemos no Campo 3 por mais um dia. Só então prosseguimos. O sonho de quem está nesse ponto da expedição é chegar ao campo-base e ter a possibilidade de voar no mesmo dia para Talkeetna.

Mas isso depende, claro, do clima, que uma vez mais não favoreceu. Mais um acampamento montado. No dia seguinte, o tempo continuava fechado, mas ao final da tarde avistamos um aviãozinho vermelho no céu nublado. Ele sobrevoou o campo-base algumas vezes, buscando o melhor momento para aterrissar.

Será que dará certo?, torcíamos. Como uma miragem, ele pousou no glaciar! Caberiam, porém, apenas sete dos onze membros do nosso time. Precisaríamos de um segundo avião, que ainda não conseguira pousar... Quatro de nós precisaram ficar no campo-base por mais três dias, quando então o avião pôde buscá-los.

Essa espera por eles foi um anticlímax para o final da viagem e, embora eu já estivesse em segurança, só consegui dar a expedição por encerrada quando eles pousaram em Talkeetna.

Se descer a montanha não é fácil, voltar para casa também é complicado. Embora meu coração peça para eu ir depressa, parece que ele e meu corpo sempre chegam à frente da minha mente e do meu espírito. Tenho que me esforçar para juntar tudo novamente.

A MONTANHA E SUAS MARCAS

A expedição ao Denali teve a duração de 21 dias na montanha. No dia do cume, antes de sair, enquanto manuseava minha faca, fiz um pequeno corte, insignificante, no dedo médio da mão esquerda. No nível do mar isso não teria nenhuma consequência. Pegaria um pedaço de guardanapo ou a barra da camisa, ou o levaria à boca e estancaria o sangramento em alguns segundos. No frio extremo e na altitude elevada, no entanto, qualquer lesão pode tomar uma proporção enorme. Foi o que aconteceu.

Após um longo dia de cume e com uma montanha inteira para descer, o machucado caminhou para um congelamento seguido por uma necrose. Nada mais podia ser feito senão uma cirurgia para remover a parte lesionada do dedo.

Foi um pedaço pequeno, a primeira falange e a metade da segunda falange, a perda funcional não foi relevante, mas é uma sensação estranha — um pedaço do próprio corpo que deixa de existir.

Sei dos riscos de uma escalada em alta-montanha. Cuido-me e protejo-me. Tento fazer com que esse risco não ultrapasse a linha que separa a determinação da insensatez e me leve a uma situação de perigo. Não acho que haja nada de heroico nisso. Mas aconteceu... E, justamente, na última montanha do Projeto 7 Cumes!

Após o meu retorno a Vitória, ainda tive que esperar três semanas até que o médico tivesse a segurança de fazer a cirurgia, pois a queimadura por gelo é de tal forma agressiva, que ela continua a avançar pelo membro afetado mesmo quando já se encontra fora do ambiente frio que a provocou.

Ter uma parte do meu corpo já morta me causou uma sensação de rejeição enorme por aquele dedo. Evitava olhá-lo, pedia a Juliana para fazer os curativos. Um dia estava com a cervical completamente travada e com muita dor. Fui ao osteopata com o qual costumo me consultar e ele me perguntou como estava a minha relação com o meu dedo. Eu respondi que não conseguia nem olhar. Ele, então, disse que estava explicado: eu estava todo torto para a direita, evitando a todo custo o meu dedo machucado.

A partir daí, iniciei um trabalho de reaproximação com esse dedo e de aceitação daquela nova realidade: comecei a tocá-lo e a segurá-lo de vez em quando. Na verdade, eu começava a tentar assimilar o que havia acontecido e entender o porquê. Eu buscava atribuir um significado para aquele momento.

Pouco antes de viajar, uma amiga comentou comigo sobre um livro chamado *Escute as feras*. Nele, sua autora, a antropóloga francesa Nastassja Martin, conta sua experiência com um povo remoto na Sibéria e de um incidente que a marcou para sempre:

> Nesse dia 25 de agosto de 2015 o acontecimento não é: um urso ataca uma antropóloga francesa em algum lugar nas montanhas de Kamchatka. O acontecimento é: um urso e uma mulher se encontram e as fronteiras entre os mundos implodem.

Na cultura do povo Even, quando há o embate entre um urso e uma pessoa (e ambos saem vivos), não se trata de um confronto, mas de um encontro: cada um leva consigo uma parte do outro e deixa com o outro uma parte de si.

Esse foi o livro que eu levei para o Denali sem saber que do meu encontro com aquela montanha uma última surpresa me estava reservada. Sim, o Denali, pelo tanto que me deu, exigiu um pedaço meu para si.

Paralelamente, também tentava assimilar e trazer significado para outros ciclos que se encerravam naquele ano de 2023: era o término do longo e doloroso período de *no compet* profissional, bem como da conclusão do Projeto 7 Cumes, reflexão que eu vinha adiando. Afinal, foram 21 anos nas montanhas, uma maioridade!

2002: Kilimanjaro, Tanzânia, África.

2004: Aconcágua, Argentina, América do Sul.

2008: Elbrus, Rússia, Europa.

2011: Vinson, Antártica.

2012: Carstensz, Papua (Indonésia), Oceania.

2019: Everest, Nepal, Ásia.

2023: Denali, Estados Unidos, América do Norte.

É impossível não lembrar da pessoa que eu era lá atrás e compará-la com a que eu me tornei. O Davi tinha apenas três anos; o João nem existia. Difícil até imaginar que eu já tive vida antes dos meus filhos! Meus pais eram vivos...

Mudanças de toda natureza aconteceram: decisões e escolhas, muitas certas, outras nem tanto; ganhei muito, tive perdas dolorosas, sofri e causei sofrimento; fui feliz e espero ter transmitido felicidade. Enfim, a vida acontecendo e eu subindo montanhas. Fuga, autoafirmação, busca por autenticidade, gosto pela natureza, proximidade comigo mesmo e com Deus.

A montanha significa (ou significou) tudo isso para mim. Hoje, de forma mais modesta, acho que subo montanhas assim como o menino que sai para jogar bola com os amigos na rua. Enquanto está lá, brincando, ele está aprendendo um tanto de coisa e, de certa forma, está moldando a pessoa que ele é e a que ele virá a ser, uma vez que o mundo está sempre em movimento e nós, queiramos ou não, também.

O que o move, todavia, é que ali, naquele instante, ele está vivendo a plenitude do momento presente. O universo começa e termina ali. Não há pouco ou muito, apenas o bastante.

O meu dedo ferido é para me lembrar daquele menino que eu fui e que nunca deixei de ser; para me lembrar, com compaixão, do encontro desse menino com o homem em busca de respostas para a segunda metade da vida. Para me lembrar que o tempo continua sendo amigo.

O pedaço do dedo que me falta é hoje a parte mais preciosa do meu corpo — não pela funcionalidade perdida, mas porque essa ausência representa um sinal de Deus para todas as coisas que eu não devo esquecer; além de outras que, talvez, eu deva deixar para trás.

Sim, esse dedo é a marca de uma vida vivida, e isso é bom! Gosto, contudo, de olhar para a frente e pensar que um dia, quem sabe, eu vou ter uma netinha sentada no meu colo, curiosa com aquele dedo do seu vovô. Então, eu vou contar para ela uma história fantástica de quando eu subia montanhas de gelo e lutava com ursos.

SUGESTÕES DE LEITURA

Este livro é repleto de citações literárias, seja para destacar um assunto, facilitar a associação com um sentimento, ou como metáfora de alguma situação vivida. Assim como as montanhas cumpriram e cumprem vários propósitos na minha vida — escape, divertimento, aprendizado, busca por sentido —, os livros me ajudam a refletir e a ter uma melhor compreensão de mim mesmo, das pessoas e dos acontecimentos. O encontro desses dois mundos, do montanhismo e da literatura, é poderoso!

Não posso imaginar minha vida sem as montanhas, como não consigo imaginá-la sem os livros.

Esta é uma relação das obras que me ajudaram a construir este livro. Alguns eu li enquanto escalava alguma montanha; outros enquanto buscava compreender a morte dos meus pais, ou, simplesmente, ao garimpar alguma livraria, me interessava por um título ou autor e me dedicava a uma leitura sem compromisso.

BÍBLIA Sagrada João Ferreira de Almeida. São Paulo: Geográfica, 2010.

BORGES, Jorge Luis; KODAMA, Maria. *Atlas*. São Paulo: Companhia das Letras, 2010.

BYUNG-CHUL, Han. *Vita Contemplativa ou Sobre a Inatividade*. Rio de Janeiro: Editora Vozes, 2023.

CALVINO, Italo. *As cidades invisíveis*. São Paulo: Companhia das Letras, 1990.

ECO, Umberto. *Pape Satàn Aleppe – Crônicas de uma Sociedade Líquida*. São Paulo: Record, 2017.

FRANKL, Viktor E. *Em busca de sentido*. Rio de Janeiro: Editora Vozes, 1991.

GASPARI, Ilaria. *A vida secreta das emoções*. Belo Horizonte: Âyiné, 2022.

GRANT, Adam. *Dar e Receber*. Rio de Janeiro: Sextante, 2014.

HESSE, Herman. *Com a maturidade fica-se mais jovem*. São Paulo: Record, 2018.

HUXLEY, Aldous. *Admirável mundo novo*. Rio de Janeiro: Biblioteca Azul, 2014.

IBARRA, Herminia. *Working Identity*. Cambridge, Massachusetts, EUA: Harvard Business School Press, 2002.

JUNG, Carl Gustav. *Sobre sentimentos e a sombra*. 2. ed. Rio de Janeiro: Editora Vozes, 2015.

KAFKA, Franz. *Carta ao Pai*. São Paulo: Companhia das Letras, 1997.

KAGGE, Erling. *Silêncio – Na Era do Ruído*. São Paulo: Objetiva, 2017.

KAHNEMAN, Daniel. *Rápido e Devagar – Duas Formas de Pensar*. São Paulo: Objetiva, 2012.

KAST, Verena. *Sísifo – Vida, morte e renascimento através do arquétipo da repetição infinita*. São Paulo: Cultrix, 2017.

KETS DE VRIES, Manfred. *Sexo, Dinheiro, Felicidade e Morte – A Busca por Autenticidade*. Porto Alegre: Bookman, 2011.

MACFARLANE, Robert. *Montanhas da Mente*. São Paulo: Objetiva, 2005.

MÃE, Valter Hugo. *Homens imprudentemente poéticos*. Rio de Janeiro: Biblioteca Azul, 2016.

MARTIN, Nastassja. *Escute as Feras*. São Paulo: Editora 34, 2021.

NORGAY, Jamling Tenzing; COBURN, Broughton. *Em busca da alma de meu pai*. São Paulo: Companhia das Letras, 2002.

SABINO, Fernando. *O encontro marcado*. São Paulo: Record, 1990.

SARAMAGO, José. *As intermitências da morte*. São Paulo: Companhia das Letras, 2020.

TOLSTÓI, Liev. *De quanta terra precisa um homem*. São Paulo: Via Leitura, 2022.

YALOM, Irvin D.; YALOM, Marilyn. *Uma Questão de Vida e Morte – Amor, Perda e o que Realmente Importa no Final*. São Paulo: Paidós, 2021.

FONTE Bebas Neue, Crimson Pro, DIN
PAPEL Pólen Natural 80 g/m², Couché fosco 115 g/m²
IMPRESSÃO Paym

FSC
www.fsc.org
MISTO
Papel produzido
a partir de
fontes responsáveis
FSC® C133282